개정증보판

케틀벨 심플 & 시니스터

Kettlebell Simple & Sinister

파벨 차졸린 지음

김재겸 감수

이준영, 차민기, 최현진, 황현지 옮김

대성의학사

감수의 글

효율과 생산성에 집중하는 구소련의 그것처럼 『심플 & 시니스터』는 케틀벨이라는 하나의 도구와 스윙과 겟업이라는 최소한의 움직임으로 최대한의 효율을 만들어내는 것에 관한 책이다.

본문의 내용 중 "더 적은 것으로 할 수 있는 일을 더 많은 것을 가지고 하는 것은 쓸데없는 짓이다"라는 문구가 이 책을 가장 함축적으로 잘 표현한 것이라 생각된다.

초반부 하드스타일 케틀벨의 기본이 되는 발리스틱(폭발적 움직임)과 그라인드(느리고 강한 움직임)의 스윙과 겟업을 아주 직관적인 설명과 사진으로 배우고 익힐 수 있으며, 책의 후반은 심플하면서도 성공을 보장하는 훈련 프로그래밍의 내용을 다루고 있는 하드스타일 훈련의 입문서이자, 스윙과 겟업의 교과서라고 부를 수 있겠다.

구소련의 선전문구 같은 파벨의 글은 언제나 하드스타일 체제로 여러분을 선동할 것이고 여러분은 선동당할 수밖에 없을 것이다.

끝으로 항상 좋은 책을 내 주시는 대성출판사 관계자 분들과 부족한 저를 감수로 추천해주신 차민기 원장님에게 감사의 인사를 전한다.

김 재 걸

역자 서문

운동을 하는 기본적인 이유는 무엇인가?

만약 당신이 스포츠를 업으로 삼고 있지 않다면 일반적으로는 건강, 멋진 몸매, 일의 능률성을 위해서 운동을 할 것이다.

육체적으로 이러한 기본적인 조건을 준비하는 것을 GPPGeneral Physical Preparation를 만드는 것이라고 한다.

만약 당신이 스포츠를 업으로 삼고 있고, 육체적인 능력이 삶에서 매우 중요한 도구로 사용된다고 할지라도 GPP는 필수적이다.

SPPSpecific Physical Preparation는 특정 분야에서 신체적으로 요구되는 요소들을 준비하는 것을 지칭하는데, 축구, 골프 등 스포츠에서, 그리고 소방대원, 경찰, 군인 등 신체적 요구도가 높은 직종의 기술적인 부분에서 요구되는 특정 신체적인 요건들을 준비하는 것을 의미한다.

이러한 SPP는 결국 튼튼한 GPP의 기반에서 쌓아진다.

『심플 & 시니스터』는 가장 심플하면서도 확실하며 시간 대비 최고의 효과, 즉 효율적으로 GPP를 만드는 방법이다.

단 두 가지 운동으로, 누구나 상위 10% 이내의 GPP를 만들어주는 로드맵을 제시하고(심플) 더욱 노력하면 1~3% 내의 GPP를 가질 수 있도록 안내한다(시니스터).

이번 개정판은 초판 이후의 피드백들과 결과들을 반영하여 일부 내용들이 개정되었고, 훈련 진행 방법을 더 세심하게 안내하고 있다.

끝으로 한국의 피트니스/스포츠 콘텐츠 발전을 위해 물심양면으로 도와주시는 대성의 학사와 이 책을 읽어주실 독자 여러분께 감사를 표한다.

악의 어머니는 지식일 수 없고, 정의는 무지함의 딸일 수 없다.

— 시어도어 아그리파 도비녜Théodore-Agrippa d'Aubigné

PART I: 케틀벨

PART II: 심플

PART III: 시니스터

PART I: 케틀벨Kettlebell

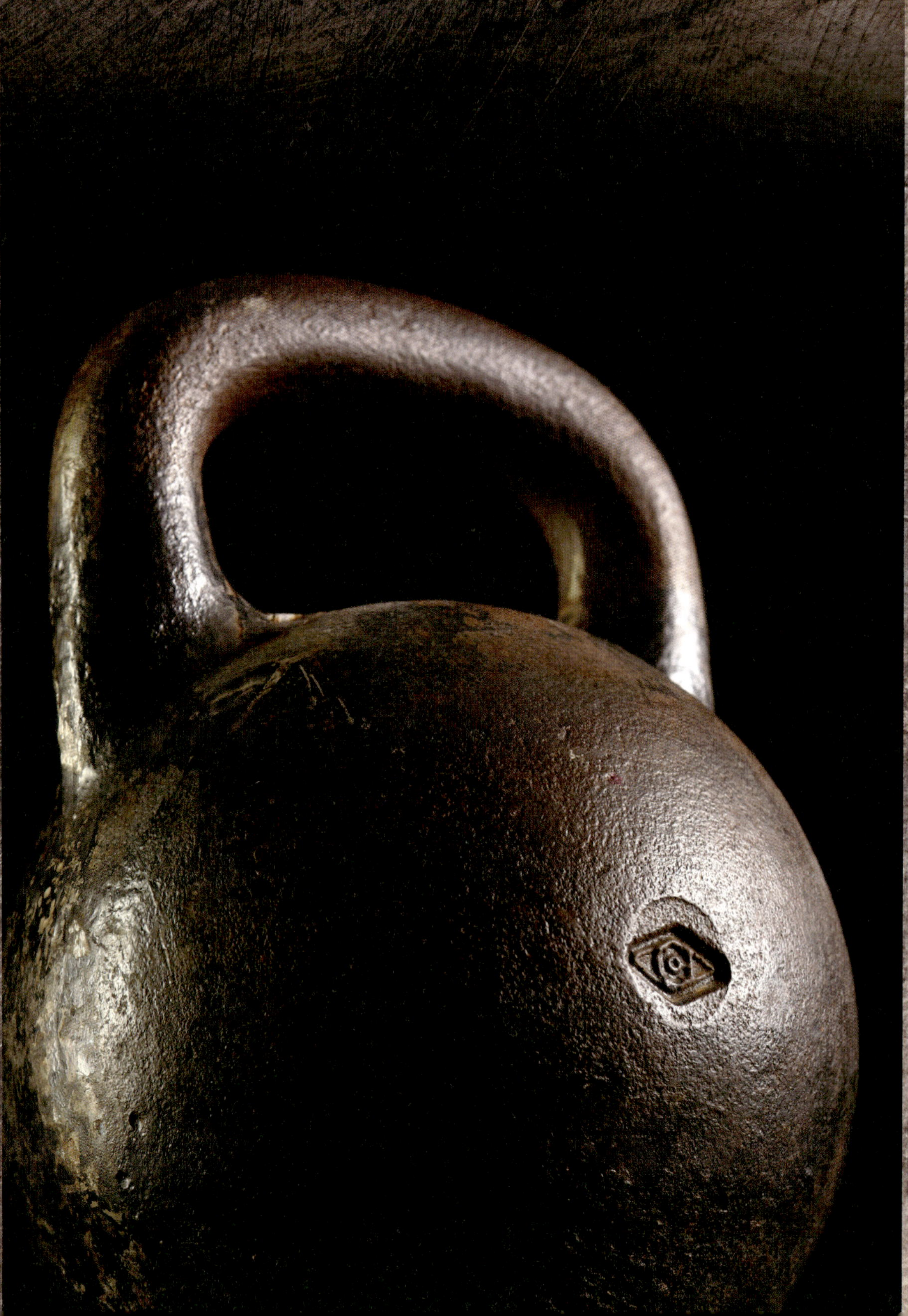

러시안 케틀벨 — 가장 작은 미니멀리즘 체육관

케틀벨은 사람으로 치자면, 길거리에서 싸움을 할 때, 내 편이었으면 하는 사람이다.

— 글렌 뷰클라인Glenn Buechlein, 파워리프터

케틀벨은 나약함에 대항하는 고대 러시아의 무기이다.

러시아어로 '기르야girya'라고 하는 이 손잡이가 달린 포탄은 300여 년 동안 더 강한 남성과 여성을 만들어내고 있다. 러시아 제국에서 '케틀벨'이란 단어는 '스트렝스strength'와 동의어로 여겨졌다. 스트롱맨 또는 웨이트리프터들을 기르빅girevik 또는 '케틀벨 맨kettlebell man'으로, 강한 여성들을 기르비쉬카스girevichkas 또는 '케틀벨 우먼kettlebell women'라고 불렀다.

1913년 러시아 잡지 《허큘리스Hercules》에서는 "케틀벨 운동만큼 우리의 근력과 몸을 발달시켜주는 스포츠는 없다"고 언급하였다.

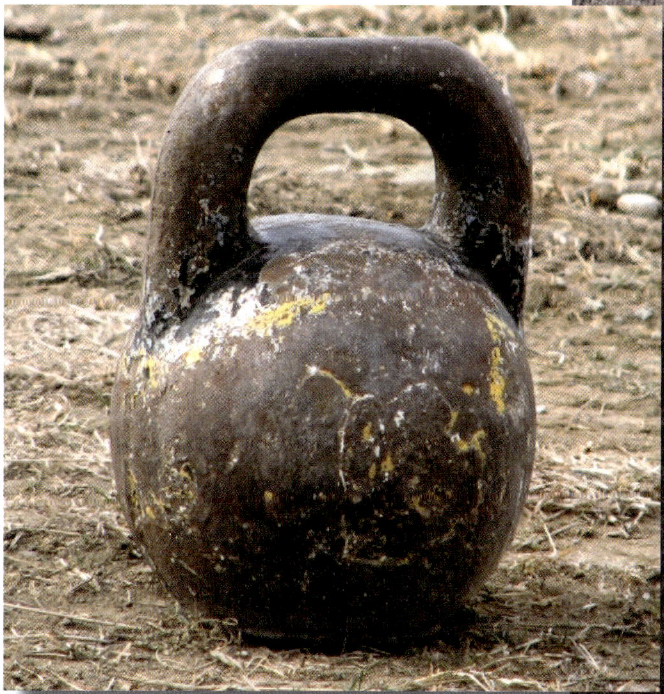

구소련 그루지야 항공기지 체육관에 있는 케틀벨

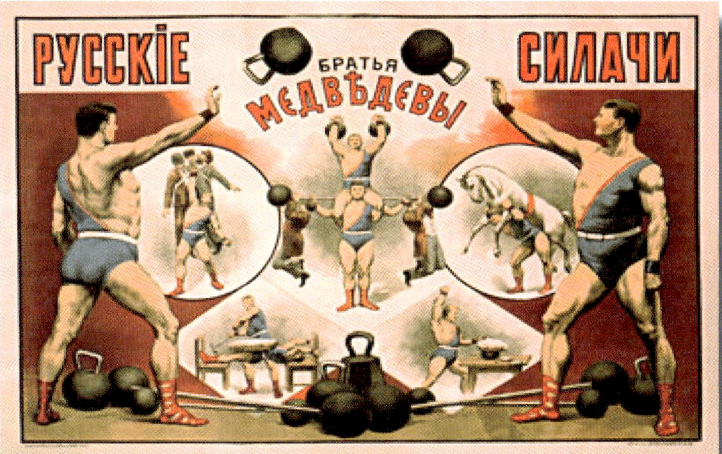

케틀벨은 작고, 비싸지 않으며, 사실상 망가질 일이 없고, 어디서든 사용할 수 있다. 케틀벨 리프팅만의 독특한 특성으로 인해 상대적으로 가벼운 무게로 파워풀한 트레이닝 효과를 낼 수 있으며, 이는 몇 개의 케틀벨만으로도 체육관 하나를 대체할 수 있을 정도이다. 댄 존Dan John이 한 "내 침실에 있는 케틀벨 하나로 전국 체전급 대회를 준비할 수도 있다"라는 말은 이 업계에서는 매우 유명하다.

내가 1998년 러시안 케틀벨을 서구 세계에 소개한 이래로, 케틀벨은 파워리프팅, MMA, 그리고 철인삼종 경기에 이르는 다양한 스포츠의 챔피언들이 하는 훈련의 중심이 되었다. 엘리트 특수임무 부대는 그들의 훈련에 케틀벨을 필수 사항으로 포함시켰다. 그들은 케틀벨이 전반적인 피트니스 향상을 위한 최상의 도구이며, 다른 어떤 것도 케틀벨을 대체할 수 없다는 것을 알고 있다.

경험과 과학에 의하면 케틀벨 훈련은 스트렝스, 파워, 다양한 유형의 지구력, 근비대, 지방 감소, 건강 등등의 다양한 특성을 발달시킨다. 케틀벨 스윙은 엘리트 파워리프터들의 데드리프트 능력뿐만 아니라, 수준 높은 장거리 달리기 선수의 러닝 타임 기록 또한 향상시킨다. 이것이 기르빅들이 '왓 더 헬 효과What the Hell Effect — 대체 뭐지 효과'라고 부르는 것이다. 케틀벨은 특이성의 법칙laws of specificity의 범주에서 벗어난다.

러시아 케틀벨 파워 투 유!

심플 & 시니스터

최상의 단순함을 갖추려 노력하는 것에 비해,
지나친 '정교함'(사실, 정교함이라는 탈을 쓴 복잡함)을 추구하는 것은 해롭기 그지없다.

— 나심 니콜라스 탈레브Nassim Nicholas Taleb의 『안티프래질Antifragile』 중

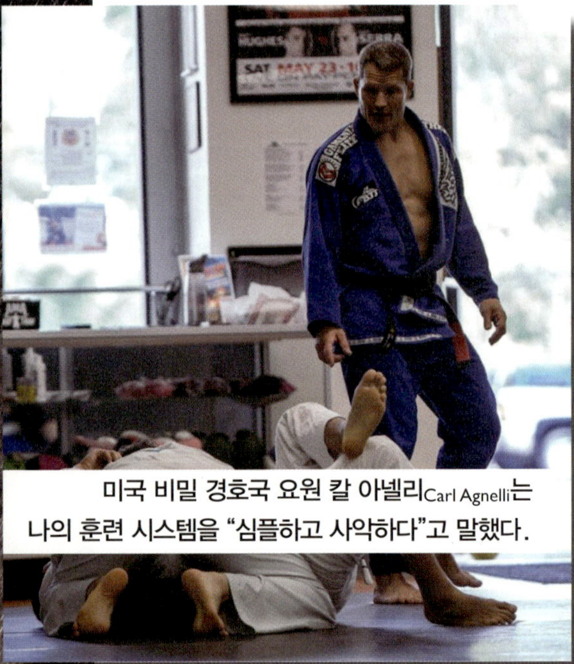

미국 비밀 경호국 요원 칼 아넬리Carl Agnelli는 나의 훈련 시스템을 "심플하고 사악하다"고 말했다.

이 프로그램은 케틀벨만큼이나 단순simple하고 사악sinister하다.

이 책의 제목은 어떤 US 테러 방지 요원이 나의 시스템을 가르켜 한 말을 차용한 것이다.

이 책의 개정 전 버전에서는 그의 이름을 밝힐 수 없었으나, 그가 정부기관에서 은퇴를 하였기에, 비로소 대중에게 그의 이름을 공개하고 감사를 표할 수 있게 되었다. 이 전사이자 신사의 이름을 바로 칼 아넬리Carl Agnelli이다.

나는 이후로도 이 훈련 체계를 정제해왔고, 더욱 단순하면서도 더욱 사악하게 만들어냈다.

14세기, 오컴의 면도날 법칙으로 유명한 윌리엄 오컴William Occam은 다음과 같은 훈련에 대한 최고의 조언을 주었다. "더 적은 것으로 할 수 있는 일을 더 많은 것을 가지고 하는 것은 쓸데없는 짓이다." 심플 & 시니스터 프로그램(S&S)은 단 두 가지 운동으로 무자비하게 간추려졌으며, 가장 광범위한 효과를 가져다주면서도 배우기 쉽고, 올바로 수행할 경우 안전하다. 이 프로그램은 바보도 할 수 있다.

"더 적은 것으로 할 수 있는 일을 더 많은 것을 가지고 하는 것은 쓸데없는 짓이다."

심플 & 시니스터는 러시아인들이 '일반적인 체력 준비 프로그램general preparation program'이라고 부르는 것에 속하는 훈련법이다.

- ✓ S&S는 피아노를 위층으로 옮기는 것에서부터 길에서 싸움이 붙었을 때 스스로를 방어하는 것에 이르기까지 삶에서 겪을 수 있는 거의 모든 것에 대한 준비를 가능하게 한다.
- ✓ S&S는 전사의 체격을 만들어준다. 형태는 기능을 따르기 마련이다.
- ✓ S&S는 스트렝스, 스태미나를 향상시켜준다. 또한 어떠한 스포츠라도 즐기는 것뿐만 아니라 잘할 수 있는 유연함suppleness을 만들어준다.
- ✓ 전문 운동선수라면, S&S로 스포츠 특화 훈련의 완벽한 기본 바탕을 만들 수 있다.
- ✓ 리프터라면, S&S는 방해가 되는 것이 아니라 스트렝스를 쌓는 데 도움을 줄 것이다.

심플 & 시니스터로 위의 모든 사항들을 성취하면서도 스스로의 일, 업무, 스포츠 연습, 그리고 삶을 영위하기 위한 많은 시간과 에너지를 남길 수 있을 것이다.

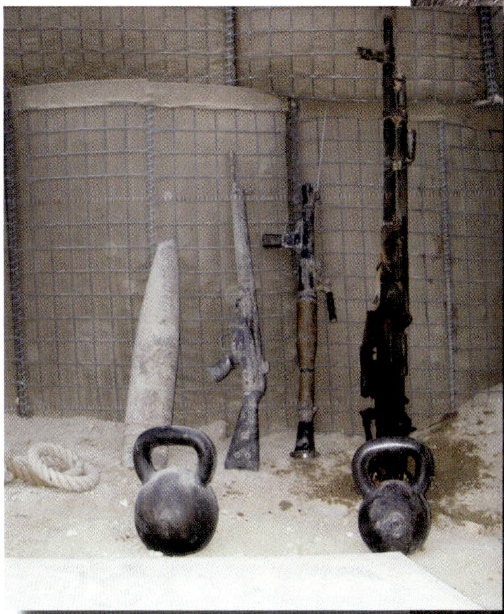
심플 & 시니스터

S&S는 다음 사항에 적절하지 않다.

이 프로그램으로 특정한 이벤트를 위한 한 가지 특성이나 퍼포먼스를 극대화할 수 없다. 당신의 목표가 무거운 케틀벨 프레스, 멈추지 않고 스윙 1,000개, 데드리프트 기록 갱신 또는 달리기 챔피언이 되는 것이라면 S&S는 당신이 찾고 있는 것이 아니다. 이러한 목표들을 성취하기 위한 전문적인 프로그램은 따로 있으며, 또한 그러한 프로그램들은 일반적인 체력 준비general physical preparation라는 기초를 바탕에 두고 시작해야 한다. 그렇지 않고서는 오로지 단기적인 성취만이 가능하며 당신의 잠재력을 끌어낼 수 없고, 오히려 부상을 입게 될 수도 있다.

중상급 수준 이상의 전문적인 선수들을 제외한 대부분의 사람들은 특정 목표를 달성하기 위한 전문적인 훈련을 필요로 하지 않으며, S&S와 같은 강력한 일반적인 프로그램을 통해 최소한의 시간과 에너지 투자로 최상의 효과를 얻을 수 있다.

S&S 플랜을 간추리면 다음과 같다.

이 프로그램은 스윙과 겟업, 단 두 가지의 움직임으로 이루어진다. 다른 어떤 운동들도 이 두 움직임처럼 전반적으로 많은 효과를 주지 못한다. 요크 바벨York Barbell의 밥 호프먼Bob Hoffman은 다음과 같이 말했다. "슈퍼맨을 만들기 위해서는 느린 움직임과 빠른 리프팅이 필수적이다." 겟업은 극도로 느린 리프팅이다. 스윙은 극도로 빠른 리프팅이다. S&S는 음Yin과 양Yang, 두 가지 기초 모두를 다룬다.

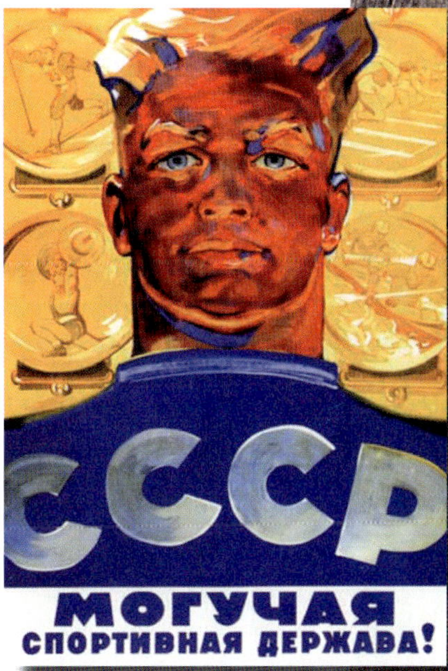

"슈퍼맨을 만들기 위해서는 느린 움직임과 빠른 리프트가 필요하다."

마스터 SFG* 마크 리프킨트Mark Reifkind는 스윙은 누구나 할 수 있는 가장 효과적인 운동이라고 말했다. 케틀벨 스윙이 보이는 많은 효과 중에는 뛰어난 컨디셔닝 능력, 빠른 지방 감소, 폭발적인 힙 파워, 살인적인 악력, 허리 건강에 대한 다양한 이점 등이 포함되며 무릎에도 부담이 매우 적은 운동이다. "스윙은 70대 할머니부터 20대 운동선수까지 모두에게 적용 가능하다"라고 마크 리프킨트는 덧붙였다.

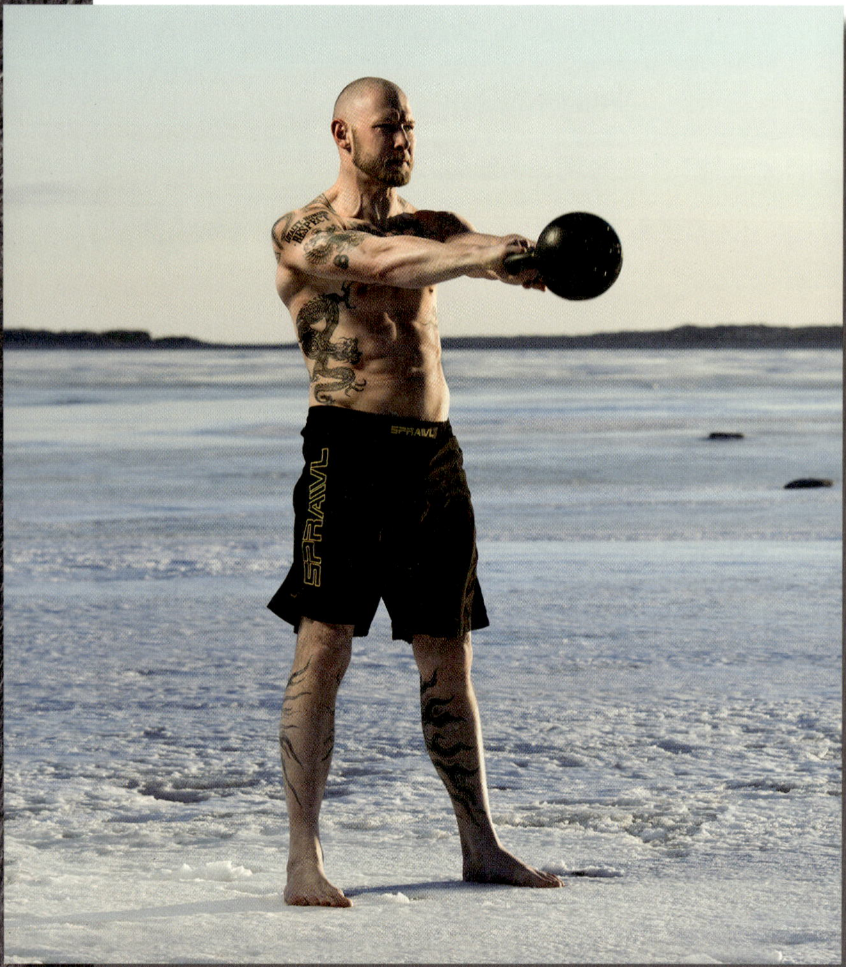

스웨덴 출신 마스터 SFG 토미 블롬Tommy Blom의 스윙

겟업은 올드타임 스트롱맨들이 선보이던 묘기의 일종이었으며, '펑셔널 트레이닝'의 왕이라고 할 수 있다. 겟업은 겉만 번지르르한 것이 아니라 실제로 효과적이다. 겟업을 충분한 무게로 수행할 시 많은 움직임을 몸에 익힐 수 있으며, 이는 볼, 밴드, 덤벨 등으로 하는 시시한 운동들을 통해서는 배울 수 없는 것이다. 일단 겟업을 숙달하면 당신은 자신의 몸에 대해 손님이 아니라 진정한 주인이 될 수 있다.

겟업은 어깨에 마법과 같은 작용을 하며, 브라질리언 주짓수 암바와 무거운 벤치프레스로부터 회복하는 데 뛰어난 효과가 있다. 겟업은 또한 최고의 복부 운동이다. 겟업은 스윙과 함께 등과 어깨를 뛰어나게 발달시킨다.

S&S는 주 3회에서 6회까지 탄력적인 스케줄로 훈련한다. 워크아웃은 총 100개의 스윙과 좌우의 팔로 각각 5개의 겟업을 하는 것이며, 이는 그다지 많지 않은 볼륨이다. 전 불가리아 국가대표 체조코치 이반 이바노브Ivan Ivanov는 이렇게 말했다. "워크아웃을 통해 잃는 것보다 얻는 것이 많아야 한다."

---

* SFG는 나의 회사인 StrongFirst의 케틀벨 교육 자격 과정의 명칭이다. 'G'는 기르야girya를 의미한다.

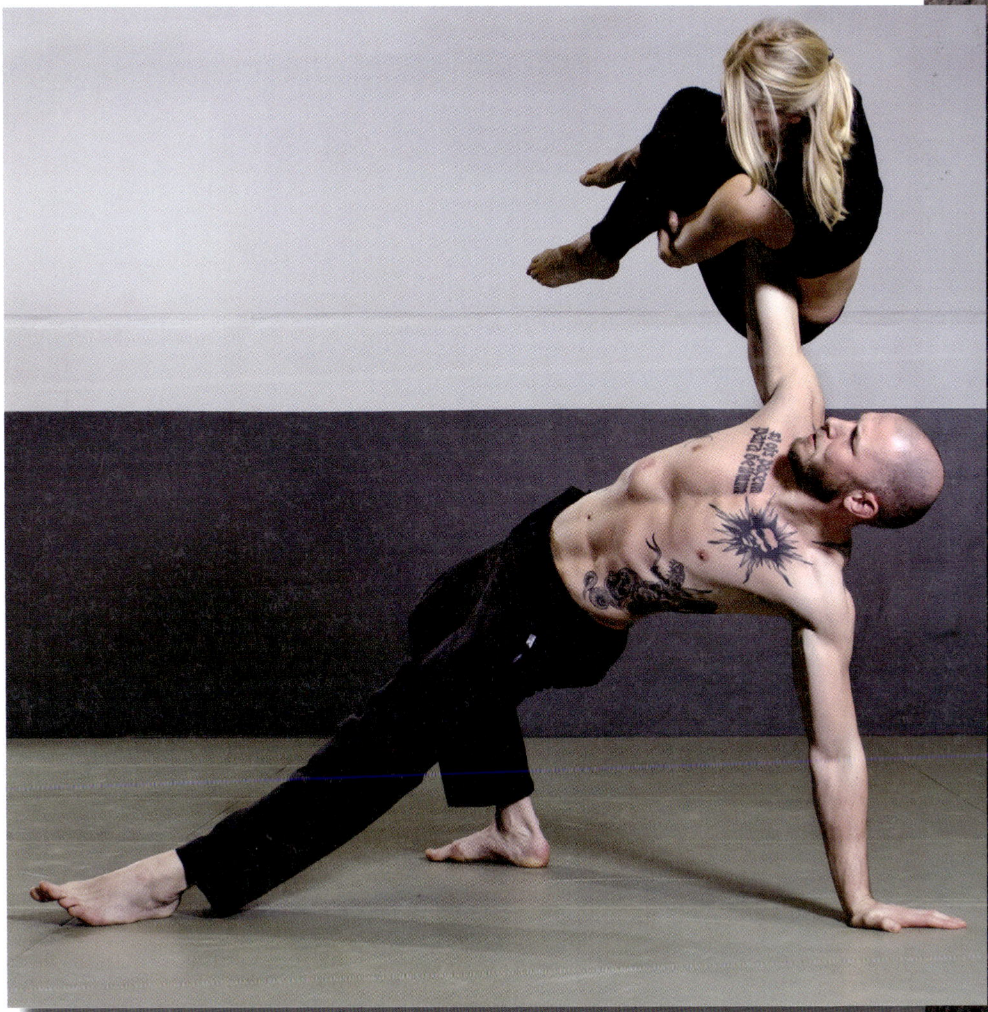

인간 겟업. 절대 따라 하지 말 것.

스윙의 경우, 10회 반복으로 이루어진 모든 세트들에서 최고 파워 출력을 보여야 하고, 스윙 세트들은 물론이고 1회 반복으로 이루어진 겟업의 모든 세트들에서 완벽한 기술을 구사해야 한다. 세트 사이에 서두르지 않는다. 이 프로그램은 스트렝스와 높은 질적 수준을 지향하기 때문이다.

언젠가 한 친구가 내게 다음과 같은 편지를 썼다. "오늘 저녁 식사 전에 사냥하러 갈 겁니다. 내가 최근에 관찰한 사실에 대해서 알려드리려 합니다. 내가 매일 접하는 가장 똑똑하고 뛰어난 택틱컬 애슬릿(역자주: 군인, 소방관, 경찰과 같은 직업군)들은 매일 기본적으로 열심히 하지만 항상 탱크에 약간의 에너지를 남겨둡니다. 그들이 매일 열심히 노력하되 운동으로 인해 지나친 근육통에 시달리지 않을 수 있는 능력을 가지고 있는 덕분에, 그들 자신의 삶과 우리들이 그 혜택을 봅니다."

때때로, 당신은 정신력과 강하게 밀어붙일 수 있는 능력을 테스트 받게 될 것이다.

"워크아웃을 통해 잃는 것보다 얻는 것이 많아야 한다."

훈련에 필요한 케틀벨 갖추기

내 눈에 흙이 들어갈 때까지 내게서 케틀벨을 떼어놓지 못할 것이다.

— 미상

한 스위스 시계 광고를 인용하여 말하자면 다음과 같다. “케틀벨은 소유하는 것이 아니다. 다만 다음 세대에게 빌린 것일 뿐이다.” 질 좋은 케틀벨을 잘 관리하여 사용한다면 당신의 다음 세대들도 사용할 수 있을 것이다. 좋은 케틀벨을 구매하는 것을 추천한다.

러시아 케틀벨은 전통적으로 푸드$_{pood}$ 단위를 사용한다. 구소련의 무게 단위인 1푸드는 16kg으로 대략 35파운드이다. S&S 프로그램을 위해서는 다음과 같은 크기의 케틀벨이 필요하다.

당신에게 필요한 케틀벨

	지금 필요한 무게	곧 필요하게 될 무게
보통 여성	18, 26, 35 파운드	44파운드
‘강한’ 여성	26, 35, 44 파운드	53 파운드
보통 남성	35, 53 파운드	70 파운드
‘강한’ 남성	53, 70 파운드	88파운드

‘강한’이란 말이 어느 정도인지 잘 모르겠다면, 아마도 당신은 그 카테고리에 속하지 않을 것이다.

여성들은 보다 다양한 무게의 케틀벨이 필요하다. 남성에 비해 상체와 하체의 스트렝스 비율이 다르기 때문이다. 같은 이유로 성별에 따른 스윙과 겟업 목표 무게의 차이가 발생한다. 처음에는 너무 많은 케틀벨을 구매해야 하는 것이 아니냐고 생각할 수 도 있겠지만, 후회하지 않을 것이다.

기르빅들은 파운드 단위를 사용하지 않는다. 그들이 미국인이나 영국인이라고 할지라도 말이다. 그러므로 앞으로는 킬로그램 단위로 기억하기 바란다. 파운드를 킬로그램 단위로 변환하면 다음 표와 같다.

	지금 필요한 무게	곧 필요하게 될 무게
보통 여성	8,12, 16kg	20kg
강한 여성	12,16, 20kg	24kg
보통 남성	16, 24kg	32kg
강한 남성	24, 32kg	40kg

기르비쉬카스: 러시아 제국의 여성 케틀벨러들

1902년 '발틱해의 챔피언'이라고 불리는 린다 벨링Linda "the Baltic Champion" Belling은 32kg으로 한 팔 컬링을 해 세인트 피터스부르크의 선수계를 놀라게 했다.

아가피아 자비드나야Agafiya Zavidnaya는 전성기를 훨씬 지난 이후에도 새끼손가락들에 32kg 케틀벨을 걸고 더블 케틀벨 프레스를 하였다. 유명한 러시아 서커스 광대 아나톨리 듀로브Anatoly Durov의 부인인 아나 겔드Anna Geld는 1920년대 무대에서 무거운 케틀벨과 바벨을 들어올렸다. 아나는 본인의 스트렝스를 실제로 증명하기 위해 남자 레슬러에 도전한 적이 있다. 결과적으로는 그녀가 지기는 했지만, 20분간의 혈투를 벌였다.

1913년 서커스 단원인 에스토니아의 마리아 루스Maria Lurs는 32kg 케틀벨로 저글링을 하고 3푸드(48kg!) 케틀벨로 한 팔 스내치를 했다. 이반 르베데브Ivan Lebedev는 그녀에 대해 다음과 같이 말했다. "그녀가 보여주는 모든 묘기는 스트렝스 그 자체였지만, 그녀의 몸매는 거칠다기보다는 부드럽고 유연한 선을 가지고 있었다. … 도시의 여성들은 이 아름다운 여성을 봐야 한다. 그녀의 스트렝스와 조화로운 몸은 스스로 자랑스러워할 만하다."

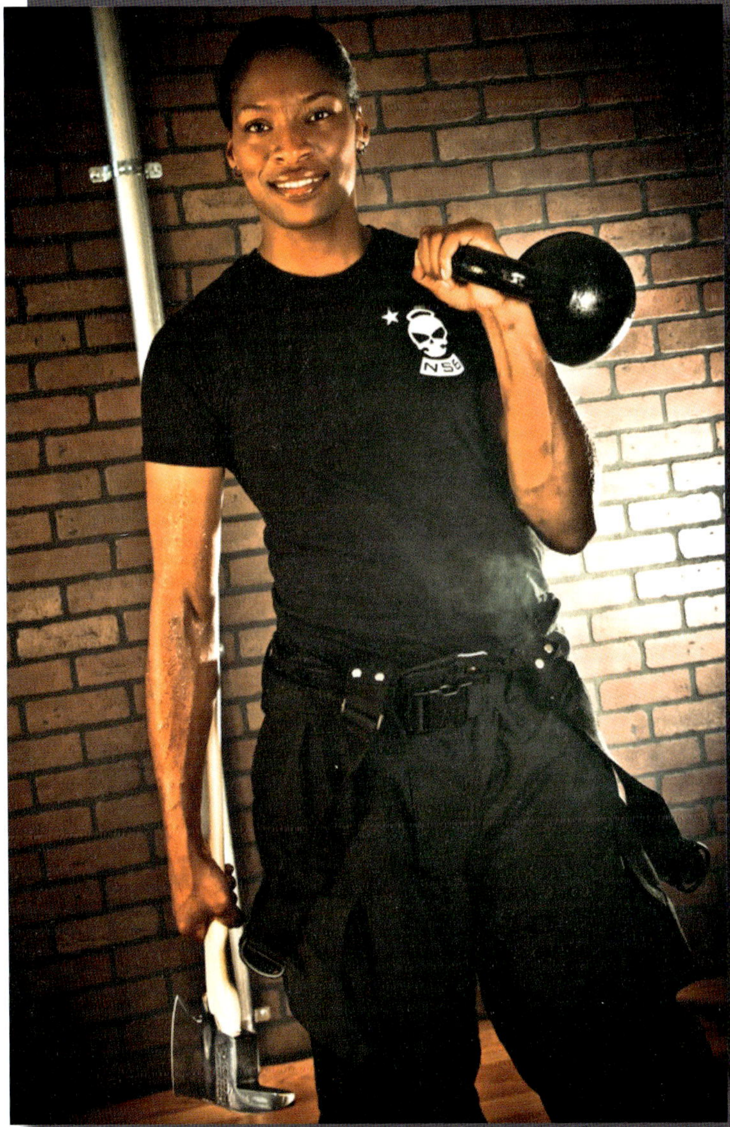

21세기 기르비쉬카 아샤 와그너Asha Wagner. SFG 팀 리더이자 소방관인 그녀는 70파운드(약 32kg) 케틀벨을 매달고 스트릭트 풀업을 수행할 수 있다.

그렇다고 러시아 도시 여성들이 약골이었다고 생각하면 오산이다. 1897년 상트 페테르부르크 가제트St. Peterburg Gazette는, "우리 도시에서 가장 강한 여성 선수 미즈 M.S.P는 어린 나이와 48kg의 몸무게에도 불구하고 2푸드 10파운드(약 36kg)로 한 팔 프레스를 한다. 다음으로 강한 선수는 미시즈 E.G로 이 선수가 결혼했다는 것 그리고 남편이 그녀보다 훨씬 약하다는 것이 매우 흥미롭다"라고 보도한 바 있다.

여성들이여, 기억하라. 이는 충분히 가능한 일이다. 특히나 요즘처럼 여성스런 남자들이 넘치는 시대에 말이다. 케틀벨을 들어라. 웬만한 남자보다 강해질 수 있다.

궁극적인 목표는 여성의 경우 16kg 겟업, 24kg 원암 스윙을, 남성의 경우 원암 스윙과 겟업 모두 32kg을 정복하는 것이다. 경험에 의하면 이 목표는 성취 가능하며 전반적인 체력과 신체 조성에 극적인 변화를 가져다준다.

심플 목표	여성	남성
5분, 그리고 10세트 안에 원암 스윙 100회(양팔 합계)	24kg	32kg
스윙을 하고 1분 휴식 후 한 팔당 겟업 5회 (좌우 번갈아가면서 하는 것을 1세트로 함)	16kg	32kg

"그 어느 때보다도 더 강하고 에너지가 넘칩니다." 심플을 달성한 후 StrongFirst.com 포럼에서 케일럽 매케인Caleb McCain이 말했다. "20마일을 뛰고 나서도 싸울 수 있을 정도이다."

만약 이 이상의 것을 쟁취하고 싶다면, 시니스터에 도전해보라.

시니스터 목표	여성	남성
5분, 그리고 10세트 안에 원암 스윙 100회(양팔 합계)	32kg	48kg
스윙을 하고 1분 휴식 후 한 팔당 겟업 5회 (좌우 번갈아하는 것을 1세트로 함)	24kg	48kg

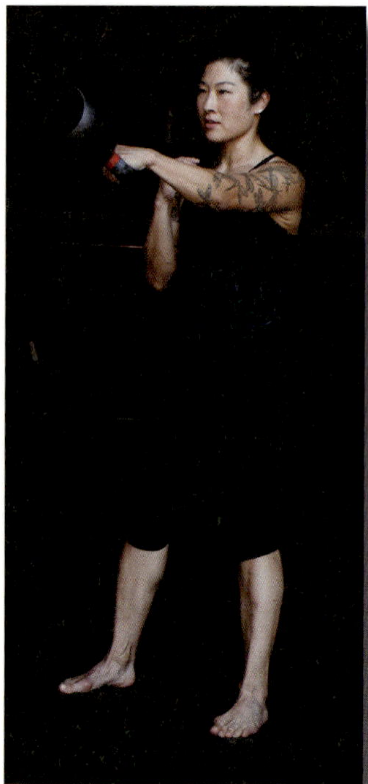

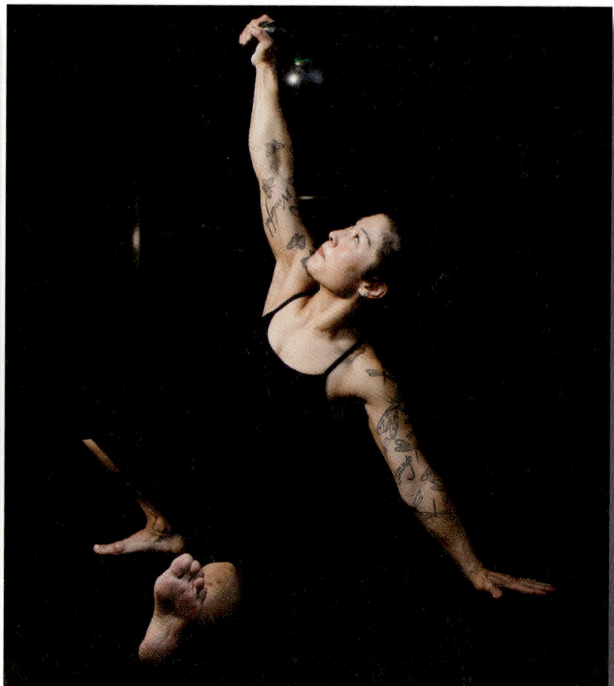

SFG의 팀 리더이자
올림픽 역도
마스터즈 챔피언
'시니스터' 미라 권

체중이나 나이를 배려하지 마라. S&S는 체육대회를 위한 것이 아니니 공정성을 찾지 말라. 사고 차량 안에서 의식을 잃은 사람을 끌어내거나 길거리에서 싸움을 벌여야 할 때 체중계에 올라가거나 운전면허증을 보여주는 일 따위는 없다.

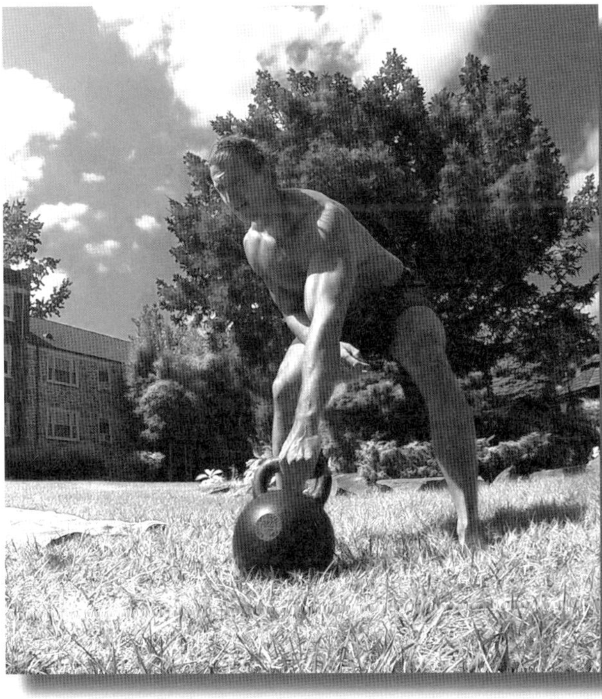

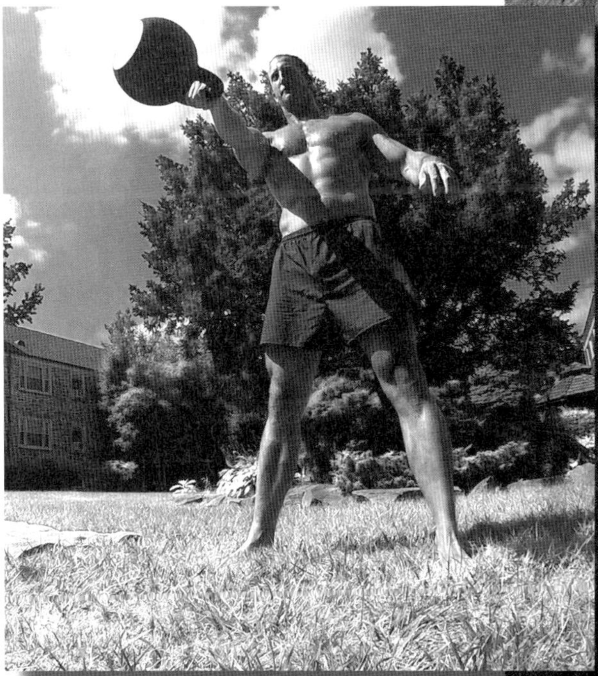

SFG 팀 리더, '시니스터' 노아 맥스웰

언제나 점검하라

1년에 한 번쯤은 장전되지 않은 총이 발사되기도 한다.

— 러시아 사격훈련장 관리인의 목격담

케틀벨은 사람을 다치게 하지 않는다. 사람들이 스스로 다칠 뿐이다.

케들벨을 나룰 때에는 신숭하게 접근해야 한다. 쉬운 방법과 어려운 방법이 있다.

다음은 쉬운 방법이다.

1. **의학적 허가를 받아라.**

   특히 정형외과 그리고 심장전문의의 의학적 허가를 받아라. 케틀벨 훈련은 매우 강렬해질 수 있기 때문에 심장 문제를 확인하라는 것은 그냥 하는 말이 아니다.

2. **항상 주변을 살펴라.**

   케틀벨을 떨어뜨려도 안전하며 바닥이 미끄럽지 않은 훈련 공간을 찾아라.

발이 걸려 넘어질 수 있는 물건(다른 케틀벨 포함) 또는 케틀벨로 칠 수 있는 물건들을 치워라. 케틀벨이 부상을 입힐 수 있을 만한 반경에 사람이나 동물이 없어야 한다.

야외에서 겟업을 연습한다면 직사광선이 비치는 곳을 피하라. 햇빛 때문에 하늘을 올려다볼 때 현기증이 나는 것을 주의하라.

3. 맨발로 트레이닝하거나, 밑창이 평평하고 얇으며 발가락이 펴질 수 있는 공간이 충분한 신발을 신어라.

맨발로 훈련하는 것이 건강과 퍼포먼스에 더 좋다. 반드시 신발을 신어야 한다면 컨버스 척 테일러, 비브람 파이브 핑거스, 또는 그와 유사한 밑창이 얇고 앞코가 좁지 않은 신발을 신어라. 당신에 발바닥에는 감각 수용기가 존재한다. 이는 협응력과 균형감각을 향상시키며 당신을 더욱 강하게 만들어준다. 일반적인 신발을 신을 경우 이러한 감각 수용기들이 적절히 일을 할 수 없다. 따라서 퍼포먼스에 방해를 받으며 부상의 위험이 높아지게 된다. 맨발로 훈련하라.

4. 케틀벨과 공간을 두고 다투지 말라.

잘못 움직이는 동작을 살려보려고 하지 마라. 케틀벨이 안전하게 떨어지도록 하고 필요하다면 몸을 피하라. 그리고 발을 빠르게 움직이면 발이 행복해지는 길이라는 점을 기억하라.

5. 항상 안전 수칙을 지켜라.

가장 가벼운 케틀벨이라 할지라도 모든 케틀벨을 신중하게 다뤄라. 케틀벨을 들어올리고 내리는 자세는 항상 완벽해야 한다. 케틀벨을 안전하게 내려놓을 때까지 세트는 끝난 것이 아니다.

6. 일단 심박수가 올라가면 계속해서 움직여라.

힘든 세트가 끝난 후에는 걷거나 팔을 움직이거나 쉐도우 복싱을 하는 등을 통해 심장이 피를 펌프질하도록 도와야 한다. 심박수가 평소와 같은 수치까지 떨어질 때까지 멈추지 마라. 심박수 모니터를 사용하는 것도 고려해보라.

7. 훈련 도중 또는 훈련이 끝난 후 척추를 굴곡 상태로 두지 마라.

훈련 후 포워드밴딩 스트레칭을 하거나 등을 구부정하게 두는 것은 허리의 부상 가능성을 높인다.

특별한 문제가 없는 한, 훈련 후에는 백 밴딩 스트레칭을 추천한다.

8. 양이 아닌 질에 집중하라.

유명한 물리치료사 그레이 쿡Gray Cook은 피로가 쌓이면 운동 조절 능력이 떨어진다는 사실을 지적하며 이렇게 말했다. "몸은 항상 양quantity을 위해 질quality을 희생한다." 완벽한 기술을 더 이상 유지할 수 없다면, 게임은 끝난 것이다.

희생자가 아닌, 책임감 있는 어른답게 행동하라.

주의사항으로 모든 만일의 사태를 대비할 수는 없으며, 좋은 판단력을 대체할 수 있는 것은 없다. 희생자가 아닌 책임감 있는 어른으로 행동하라.

케틀벨은 언제나 장전된 총을 다루듯 취급하라.

'운동'이 아니라, 수련을 하라

나는 운동을 하러 체육관을 간 적이 한 번도 없다. 나는 알기 위해 체육관에 간다. 땀이 나고 힘이 들어서 운동을 했다고 생각할 수도 있겠지만, 그것은 배움의 과정이었다.

— 에드 토마스 박사

스트롱퍼스트에서는 스트렝스, 지구력, 파워, 그리고 다른 신체 능력들을 일종의 기술이라고 생각한다. 따라서 우리는 트레이닝을 '운동'이 아니라 '수련'으로 여긴다. 처음부터 이러한 마음가짐을 갖는 것은 큰 도움이 될 것이다.

스윙과 겟업의 클래식한 테크닉으로 나아가는 과정을 알려주겠다. 스윙과 겟업 기술들을 매일 수련하고, 그 사이 사이에 곧 알려줄 관절 모빌리티와 스트레칭들을 하는 것이다.

근육이 펌핑되고 근육통이 생기며, 땀이 흠뻑 나는 것에 대해서는 생각하지 마라. 20~30분 정도 수련한다고 여겨라. 마치 악기를 연습하는 것처럼, 그 일에 완전히 빠져들고 더 나아지는 것에만 집중하라. 어느 정도의 시간을 할지 몇 번을 반복해야 하는지에 대해서는 생각하지 마라.

스윙에 10~15분 정도의 시간을 할애하고, 겟업도 같은 시간으로 수련한다. 다뤄야 할 중량이 얼마이고 몇 번 반복을 해야 하는지는 신경 쓰지 마라. 오로지 기술적인 완벽함만을 생각하라. 체조, 피겨스케이팅, 플랫폼 다이빙처럼 기술과 스타일만으로 스스로의 퍼포먼스를 평가하라.

스트롱퍼스트 엘리트 '시니스터' 안나 캐닝턴의 말을 들어보라.

> 매일 S&S에 있는 운동들을 인내심 있게 수련하라. 책의 내용을 보고, 테크닉에 대해 극도로 전념하고 그 모든 뉘앙스들을 배우고, 매일 책에 있는 모든 부분을 더 잘 알기 위해 노력하라. … 어느 순간 지금 다루고 있는 중량이 너무 쉽고 더 무거운 케틀벨을 잡아야 한다고 깨달을 때까지는 중량에 대해선 잊어라.

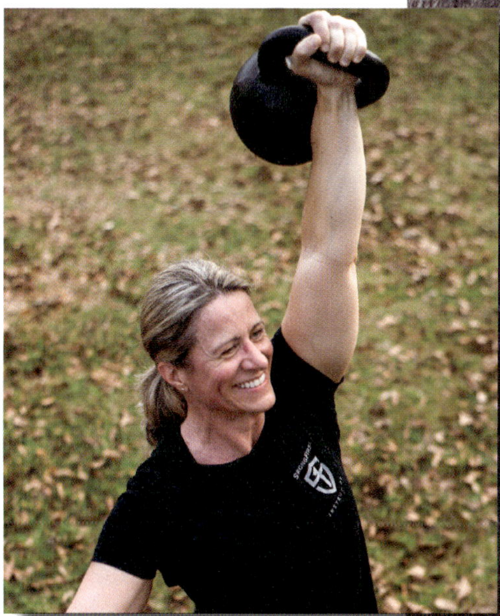

승리의 '시니스터' 안나

끈기 있게 수련하라. 어느 순간 지금 다루고 있는 중량이 너무 쉽고 더 무거운 케틀벨을 잡아야 한다고 깨달을 때까지는 중량에 대해선 잊어라.

하지만 중량이 중요하지 않다고 가정하는 또 다른 극단으로는 빠지지 말라. 시시한 중량은 시니스터인 안나를 만족시키지 않는다. "너무 가벼운 중량으로 시작하면, 강해지는 데 오랜 시간이 걸린다."

가벼운 중량으로 시작하되, 빠르게 '중간' 중량에 속하는 케틀벨로 진행하라. 너무 가벼운 중량은 양질의 학습을 위한 충분한 피드백을 제공하지 못한다.

시작 추천 중량				
	보통의 여성	강한 여성	보통의 남성	강한 남성
스윙	12kg	16kg	16kg	24kg
겟업	8kg	12kg	16kg	24kg

가벼운 중량으로 시작하되, 빠르게 '중간' 중량에 속하는 케틀벨로 진행하라. 너무 가벼운 중량은 양질의 학습을 위한 충분한 피드백을 제공하지 못한다.

5~10회를 한 세트로 하여 스윙을 수련하라. 만약 자세가 곧 잘못될 것 같다는 생각이 들어도 케틀벨을 바닥에 놓을 때 서두르지 않는다.

안나는 다음과 같이 말한다.

> 스윙은 **폭발적으로** 해야 한다. 처음에는 그렇게 하기 힘들 수도 있다. 어쩌면 당신이 얼마나 폭발적인 스윙을 하는지 확인하는 방법으로 바깥으로 나가서 케틀벨을 던져보는 것도 좋을 것이다. 스윙의 탑 자세에서 케틀벨을 놓아보라. 만약 케틀벨이 6피트(약 183cm) 이상 날아가지 못한다면 당신의 스윙은 폭발적이라고 할 수 없다. 스윙의 폭발성을 위해 최선을 다하라. 게으르고 편해 보이는 스윙은 발전할 수 없으며 흔해 빠진 스윙이나 될 것이다.

처음에는 오직 투암 스윙만 한다. 어느 정도 괜찮게 한다고 생각되면, 원암 스윙과 핸드-투-핸드 버전의 스윙을 섞어보라.

겟업은 싱글 세트(1세트 1회)로 정해져 있는 운동이다. 이는 첫째로는 안전 때문인데, 유사-등척성 운동인 겟업을 너무 오랫동안 하면 문제가 생기기 마련이다. 두 번째 이유로는 스트렝스 발달의 우선순위를 만들기 위해서이다. 싱글 겟업의 경우 한 팔당 약 30초 정도의 시간이 걸린다. 벤치프레스라면 정지 동작까지 포함한 깔끔한 프레스를 8번 정도 할 수 있는 시간이다. 8회로 구성된 세트 훈련은 스트렝스를 만들지만, 16~24회로 구성된 세트 훈련은 근육 펌핑만 만들 뿐이다.

만약 겟업을 할 때 흔들리기 시작한다면 부분 반복을 하라. 안전하고 조절 가능하다고 생각되기 전에는 이전 단계에 머물러라.

서두르지 말라. 전 SFG 인스트럭터인 댄 존은 "움직임을 탐구하라"고 가르쳤다.

서두르지 말라. "움직임을 탐구하라"

안나 캐닝턴은 다음과 같은 사항을 알려준다.

> 겟업은 30~35초 동안 해야 합니다. 나는 이 점을 많은 사람들이 놓치는 성공의 열쇠라고 믿습니다! 대부분의 사람들은 너무 서두르면서 겟업을 하기 때문에 너무 적은 시간 동안 텐션 아래에 있고 질적으로 떨어지는 움직임을 합니다.

세트 사이에 주변을 움직이면서 텐션을 털어내라. 호흡이 거의 정상으로 돌아올 때까지 능동적인 휴식을 취하라. 웜업을 포함한 모든 드릴에 이 사항을 적용하라.

스윙과 겟업에는 악력이 필요하므로 초크를 사용하라. 악력을 회복하기 위해 세트 사이에 주기적으로 반대 근육을 사용한다. 고무줄을 손가락들 바깥에 두르고 손가락들을 펼친다. 이때 너무 강하게 힘을 쓸 필요는 없다. 이는 회복을 위한 것임을 명심하라. 굳이 횟수를 세어가면서 할 필요는 없다.

이를 위한 특별한 고무 밴드를 구입하고 싶다면 IronMind.com에서 손가락 신전근 훈련용 밴드를 구입하는 것도 고려해볼 수 있을 것이다.

수련에 대한 위와 같은 마음가짐은 웜업(특히 스쿼트)과 스트레칭으로 확장시켜라.

수련 중에는 다른 어떠한 것도 하지 마라. 오직 케틀벨을 리프팅하고 능동적인 휴식을 위해 움직이기만 하면 된다. 수다를 떨지도 말고, 다른 이성을 쳐다보지도 말고, TV를 보거나 스마트폰을 보지도 말고, 물을 마시거나 화장실도 가지 말라. 오직 훈련에만 몰두하라. 당신의 세션은 30분밖에 되지 않는다. 집중하라.

일단 두 가지 드릴 모두 능숙해짐이 느껴진다면, 파트 2에서 소개하는 S&S 프로그램을 할 준비가 된 것이다. 곧 알게 되겠지만 지금까지와 특별히 다른 것은 없을 것이다.

**수다를 떨지도 말고, 다른 이성을 쳐다보지도 말고,
TV를 보거나 스마트폰을 보지도 말고,
물을 마시거나 화장실도 가지 말라.
오직 훈련에만 몰두하라.**

스트렝스를 막고 있는 브레이크를 풀어라

유연성은 나에게 스트렝스를 가져다준다. 유연성은 나의 무기이다.

— 이치로 스즈키, 뉴욕 양키스

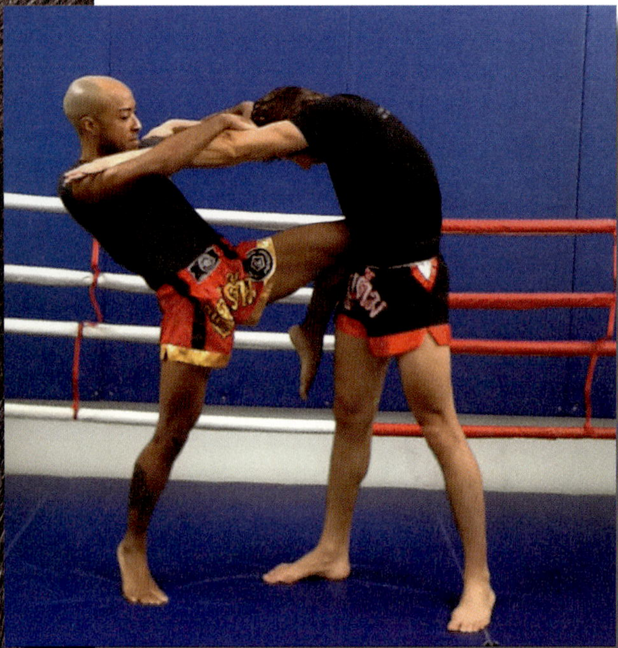

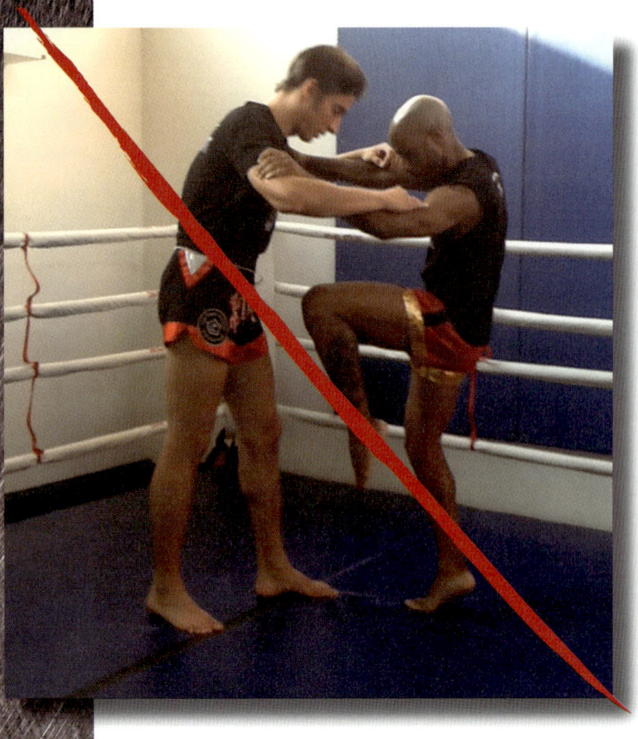

SFG II 스티브 마일즈Steve Miles의 제자인 챔피언 선수들, 코넬 워드Cornell Ward와 가이어스 에브랫Gaius Ebratt.

닿을 수 없는 스트렝스는 무용지물이다.

타이 킥복서가 강력한 포워드 니킥을 날릴 때를 생각해보라. 고관절이 신전되고 둔군이 완전히 수축하며 가격할 때 몸 전체를 던져 거리를 몇 인치 더 좁힌다.

이제 고관절이 뻣뻣한 사람이 상대에게 니킥을 날릴 때를 관찰해보라.

우리 스트롱퍼스트StrongFirst에서는 그냥 아무런 이유 없이 스트레칭을 하지 않는다. 스트레칭은 가지고 있는 스트렝스를 완전히 펼치는 것을 방해하고 있는 브레이크를 제거하기 위해 한다.

여기서 다루는 세 가지 드릴은 이를 위해 엄선된 것들이다.

첫 번째 운동, 프라잉 가블렛 스쿼트prying goblet squat는 골반과 고관절을 열어준다. 이것으로 얻을 수 있는 움직임의 자유로움은 매우 놀라울 정도이다.

두 번째 운동, 스트롱퍼스트 힙 브릿지StrongFirst hip bridge는 허벅지 앞쪽에서 둔군의 브레이크 역할을 하는 고관절 굴곡근을 늘려준다. 치명적인 타격, 빠른 스프린트, 파워풀한 점프를 할 수 있도록 해줄 것이다.

세 번째 운동, 헤일로halo는 등 상부, 어깨를 스트레칭하여 팔을 자유롭게 만들어줄 것이다.

S&S 수련을 할 때마다 항상 이 세 가지 운동을 5회 반복 3서킷을 하는 것으로 시작하라.

프라잉 가블렛 스쿼트Prying Goblet Squat

나는 쪼그려 앉는 것을 아주 편안한 휴식 자세로 취하는 환경에서 태어나진 않았다. 하지만 많은 러시아인들은 이 기본적인 움직임 패턴인 쪼그려 앉기(스쿼트)를 충분히 수련하고 있다. 농장, 군대, 기차역, 그 외의 많은 장소에 있는 심플하고 시니스터한 (바닥에 구멍만 뚫려 있는) 변기를 사용하는 것으로 말이다.

하지만 미국인들 그리고 다른 서양인들은 쪼그려 앉기 위한 도움이 필요하다. 댄 존이 제시한 심플하고도 놀라운 해결책인 가블렛 스쿼트를 하라. 이는 훌륭한 스트레칭이다(특히 프라잉 버전은 더욱 그러하다).

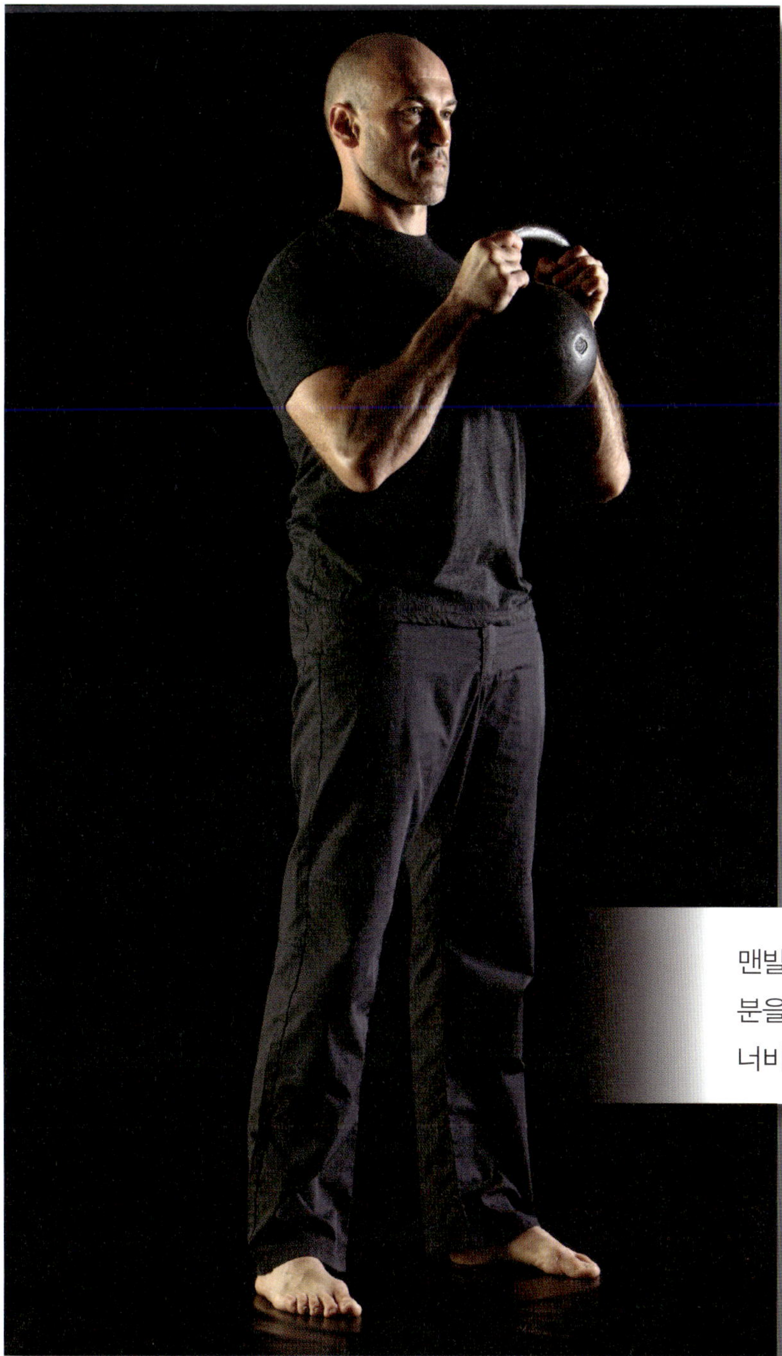

맨발로 실시한다. 가벼운 케틀벨의 뿔 부분을 잡고 발을 바깥으로 살짝 벌려 어깨 너비로 선다.

척추를 바르게 세워라. 가블렛 스쿼트는 하체의 가동범위를 만들고 강화하는 것 외에도 자세를 향상시킬 수 있는 기회를 제공한다. 스스로를 열어보려고 조금 더 집중하는 것은 추가적인 노력 없이도 당신의 근육에서 더 많은 스피드, 파워, 스트렝스, 정밀성, 그리고 지구력을 짜내는 데 큰 도움이 될 것이다.

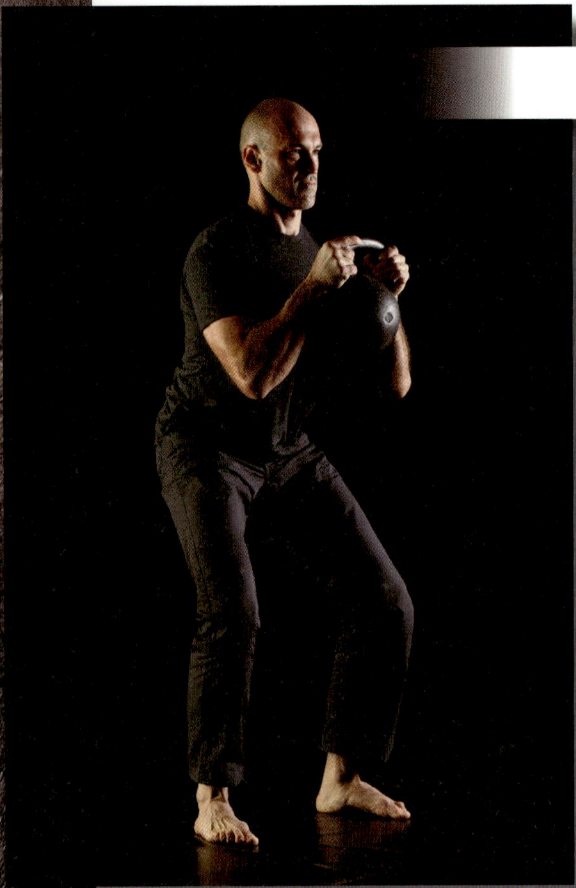

무릎을 서로 멀어지도록 밀면서 스쿼트로 내려간다.

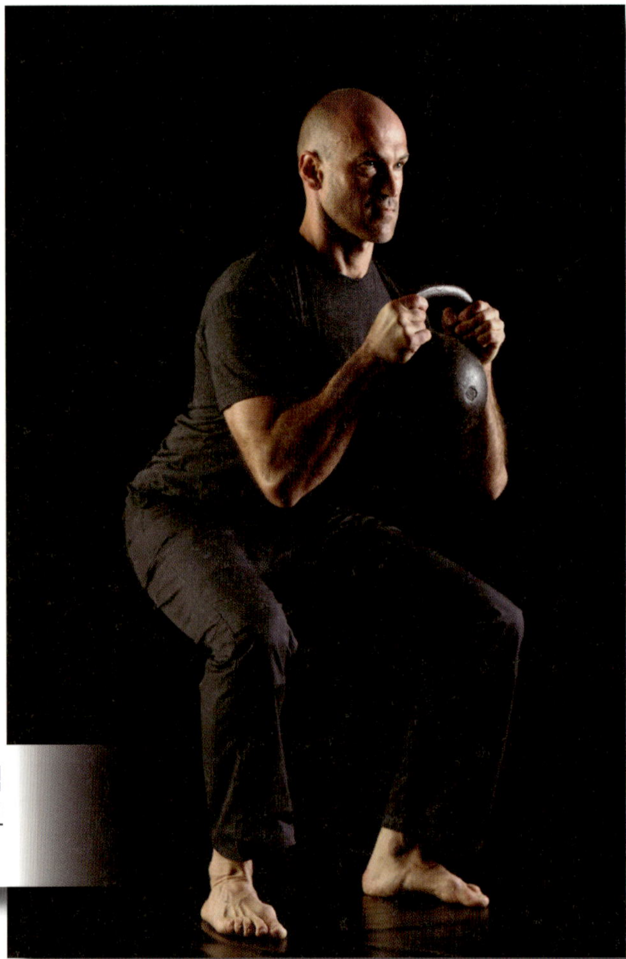

아래로 곧장 떨어뜨리지 말라. 마치 도로 가장자리 연석에 앉으려고 하듯 엉덩이를 5시 방향으로 뒤로 살짝 보내면서 앉는다.

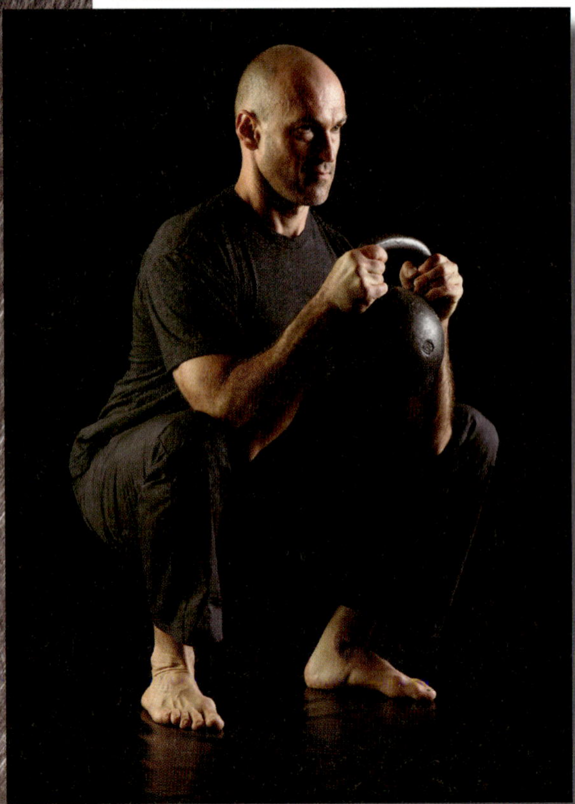

발뒤꿈치가 위로 떨어지면 안 된다. 통증 없는 범위 내에서 가능한 깊게 내려간다.

무릎 안쪽, 정확히 내측광근에 팔꿈치를 끼워넣는다.

팔꿈치로 무릎을 밀어낸다. 엄지발가락과 발볼 부분이 바닥에서 떨어지지 않도록 한다.

스쿼트의 가장 아래 자세에서 머문다. 척추가 구부러지지 않은 상태에서 이완한다. 가슴을 들고 고개가 뒤로 젖혀지지 않은 상태에서 키를 크게 키운다. 어깨는 올라오지 않는다. 오히려 그 반대이다. 편안하게 호흡한다.

고관절을 느슨하게 '비집기prying' 시작한다. 말 그대로이다. 매우 큰 나무 기둥을 바닥에서 뽑아내는 것을 상상해보라. 당신이 킹콩이나 에드 코언Ed Coan이 아닌 이상 곧바로 잡아당기면 뽑기 힘들 것이다. 기둥을 앞뒤 좌우로 움직이며 비집듯 공간을 만들어야 할 것이다.

이렇게 고관절을 비집을 것이다. 여기에는 두 가지 목표가 있다. 첫째는 골반을 넓히기 위해 두 부분으로 분리하는 것이다. 골반의 가동성을 늘리는 것은 추후 발생할 수 있는 정형외과적 문제를 예방해줄 것이다. 두 번째는 고관절을 소켓에서부터 뽑아내는 것이다. 겁먹지 마라. 이는 단순한 시각화일 뿐이다. 당신의 가동성이 과한 경우가 아니라면 전설적인 레슬러 알렉산더 까를린Alexander Karelin 정도가 온 힘을 다해 잡아당겨야 고관절이 탈구될까 말까일 것이다.

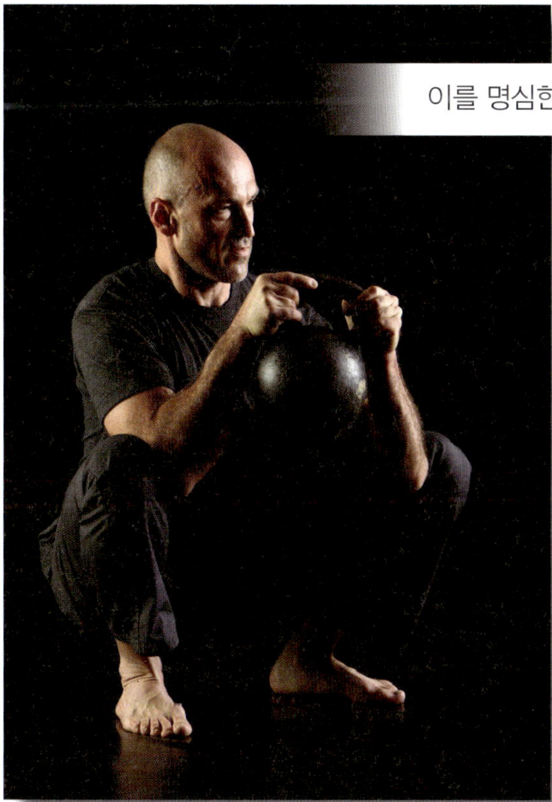

이를 명심한 채 골반을 다양한 방향으로 움직인다.

공간을 만들어라.

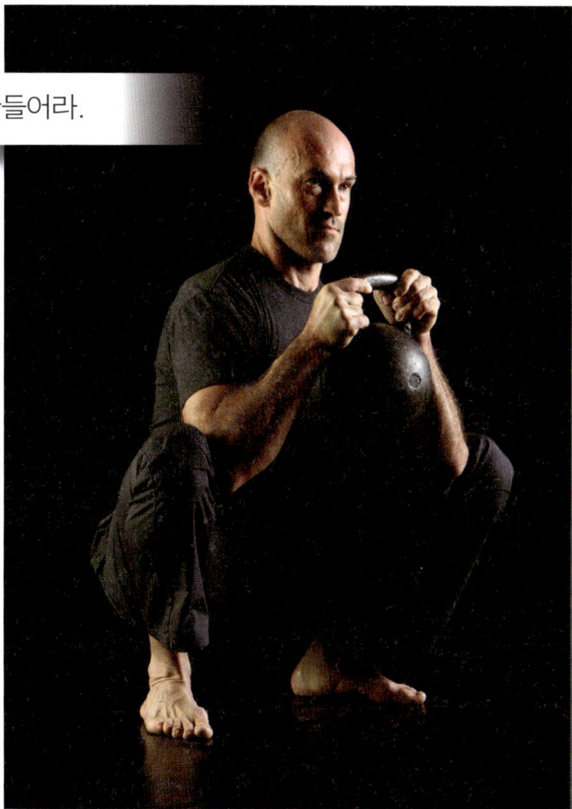

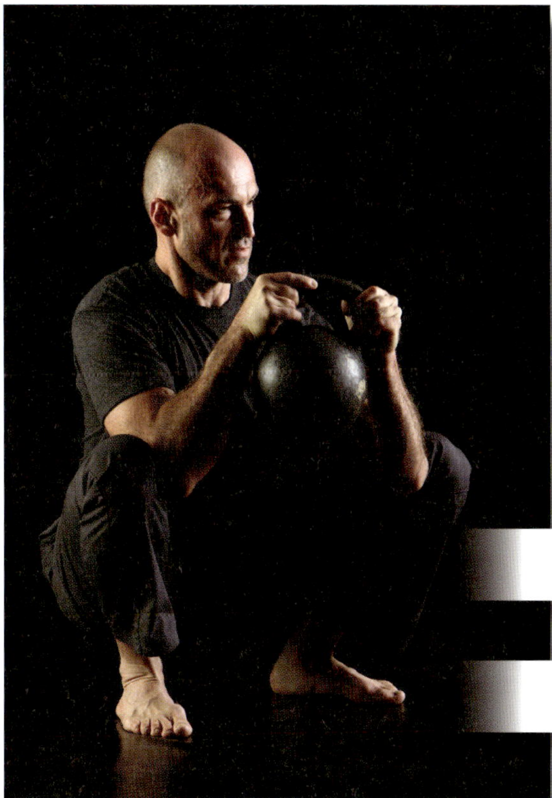

고관절을 소켓에서 빼내라.

골반을 넓게 만들어라.

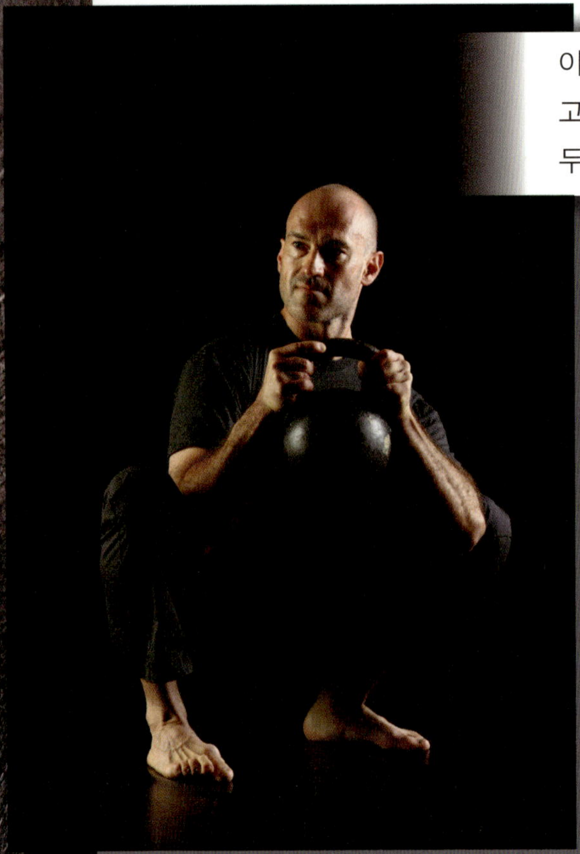

이쯤에서 발을 살짝 움직여 발 간격을 조절하고, 다음번 스쿼트를 위해 이 간격을 기억해 두라.

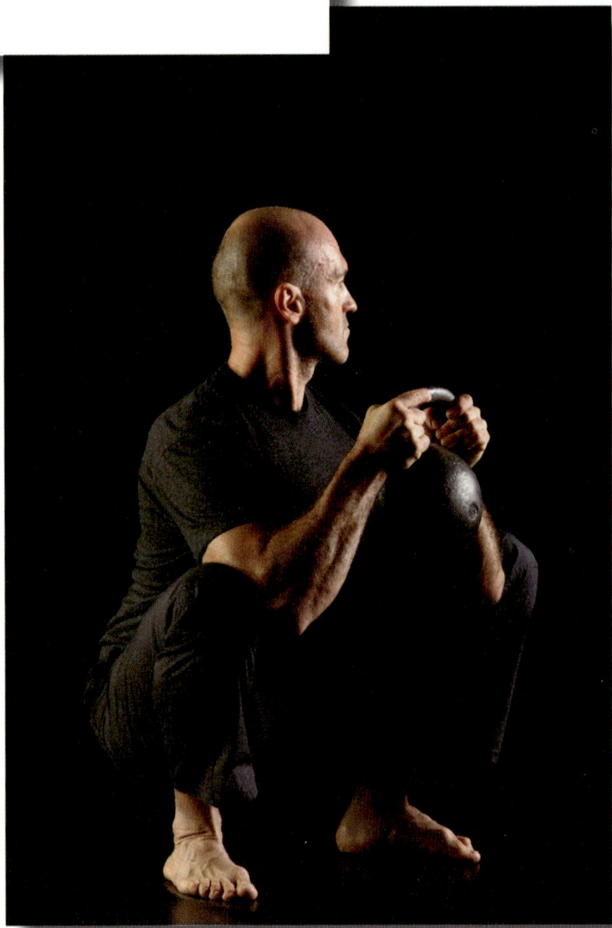

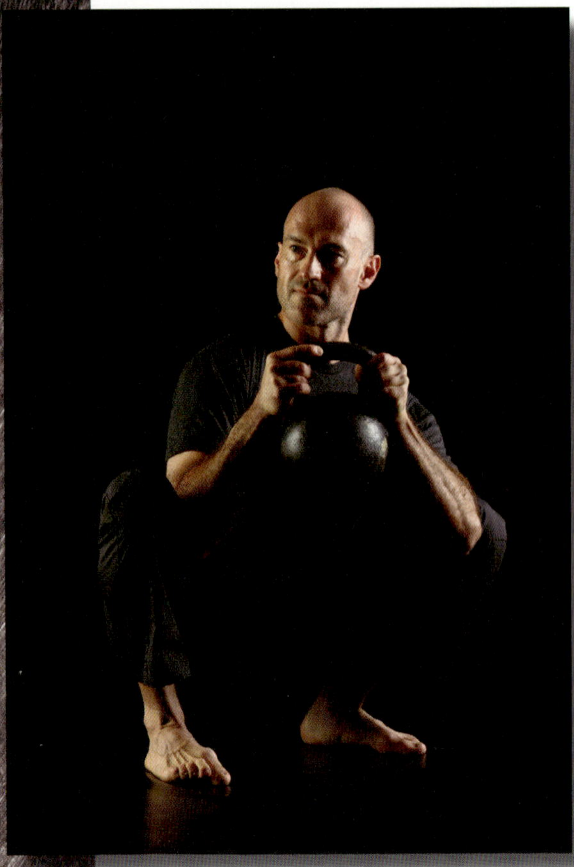

골반이 점점 아래로 내려갈 것이다. 척추를 구부리지 않은 상태로 통증이 없는 범위 내에서 가능한 깊게 내려가라. 팔꿈치가 아래로 떨어지지 않게 주의하라.

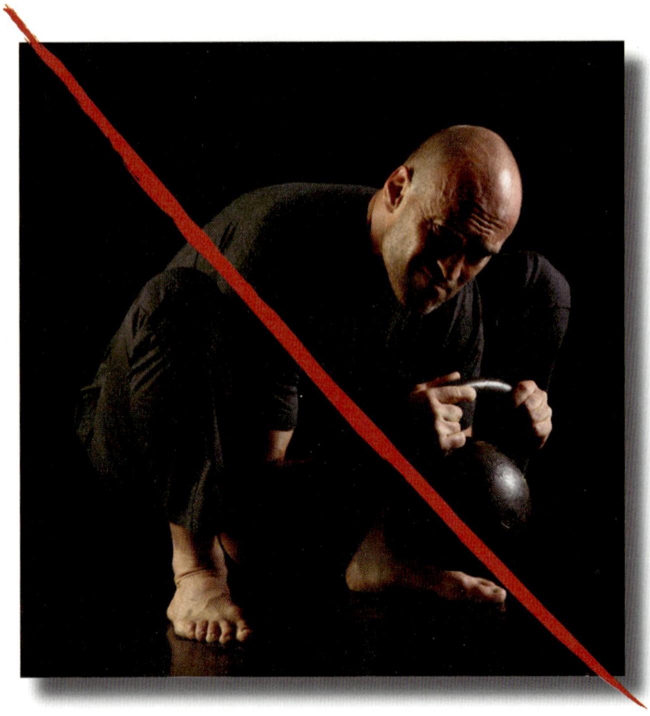

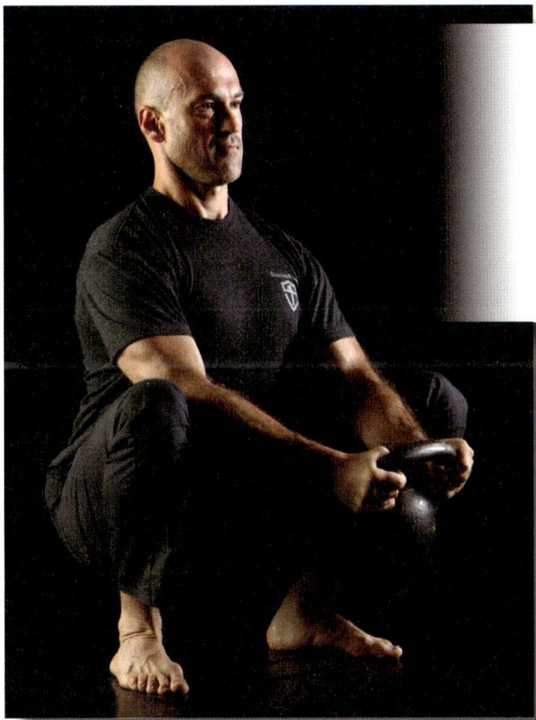

팔꿈치를 고정하고 컬을 몇 번 하라. 농담이 아니다. 프라잉 하는 방법 중 하나이다. 케틀벨을 움직임으로써 무게중심을 앞뒤로 옮길 수 있다. 미국 벤치프레스 기록 보유자인 잭 리프Jack Reape가 이 동작을 하는 모습을 보고 잭의 추종자였던 한 아이가 이것이 당신이 즐겨 하는 최고의 이두 운동이냐고 잭에게 물었다. 잭이 진지하게 대답했다. "최고이자 유일하지."

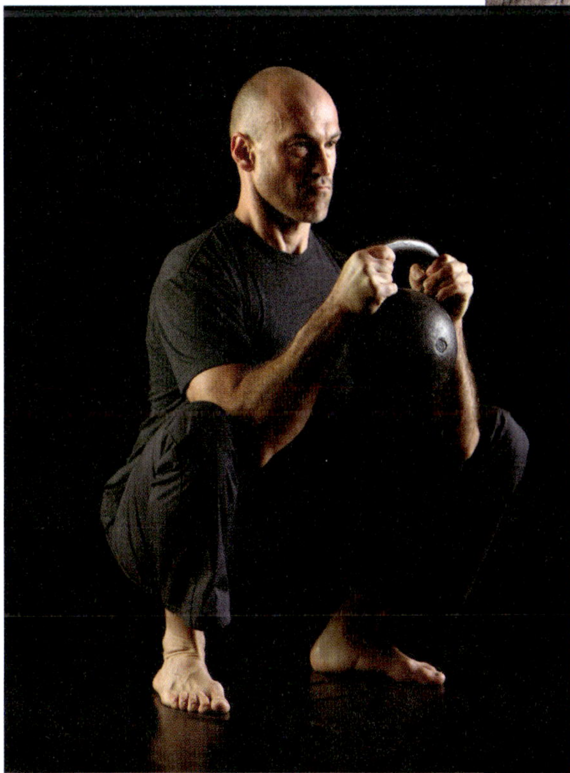

기합 소리와 함께 일어난다. 엉덩이가 머리보다 빨리 일어나지 않도록 한다. 일어나서는 무릎을 완전히 펴고 엉덩이를 수축한다.

좋은 자세를 유지하며 일어날 힘이 없다면 그대로 바닥에 앉아서 케틀벨을 내려놓는다.

5회 실시한다. 필요하다면 중간에 휴식을 취한다.

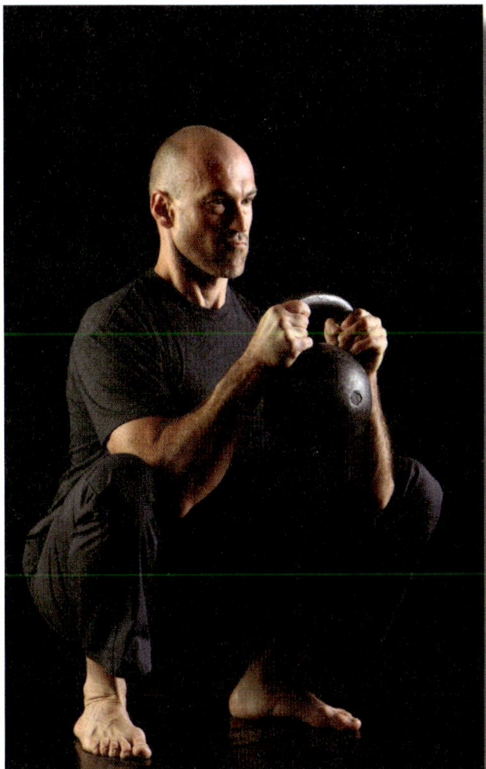

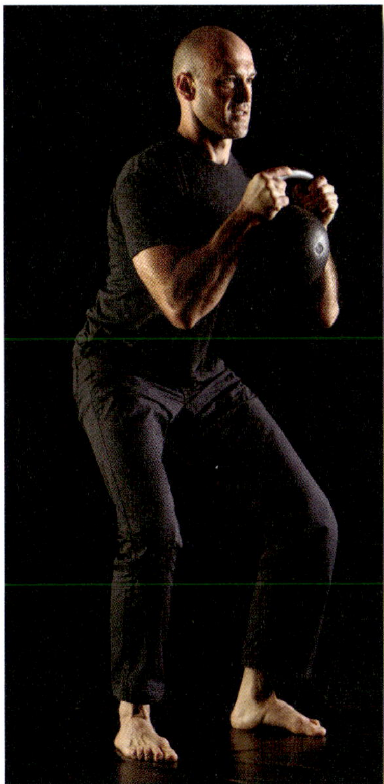

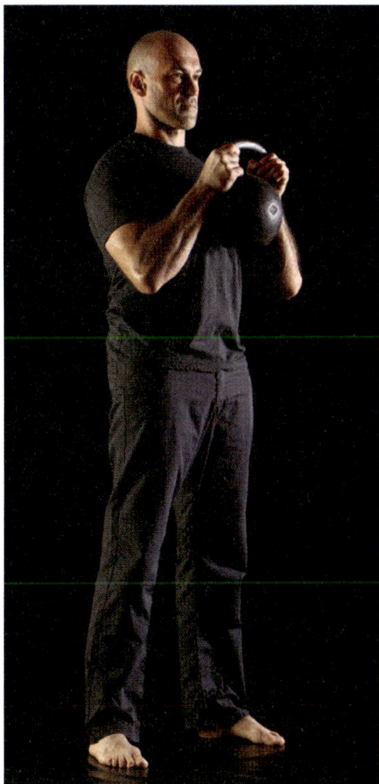

스트롱퍼스트 힙 브릿지StrongFirst Hip Bridge

이 드릴은 허리를 과신전시키지 않으면서 둔근을 활성화시키고 고관절을 완전히 신전시키는 법을 배우는 목적을 가졌다.

크런치를 할 때처럼 무릎을 90도 정도로 구부리고 발을 바닥에 붙이고 눕는다.

푹신한 신발 한 켤레(리프팅 할 때는 신지 않길 권한다)를 두 무릎으로 조인다. 이렇게 하면 허리의 아치를 과도하게 만들지 않고 고관절을 신전하도록 도와줄 것이다.

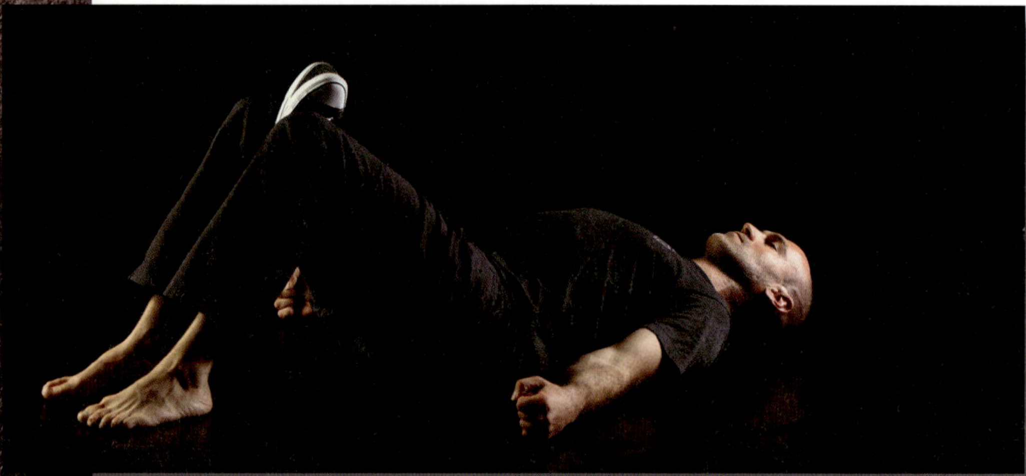

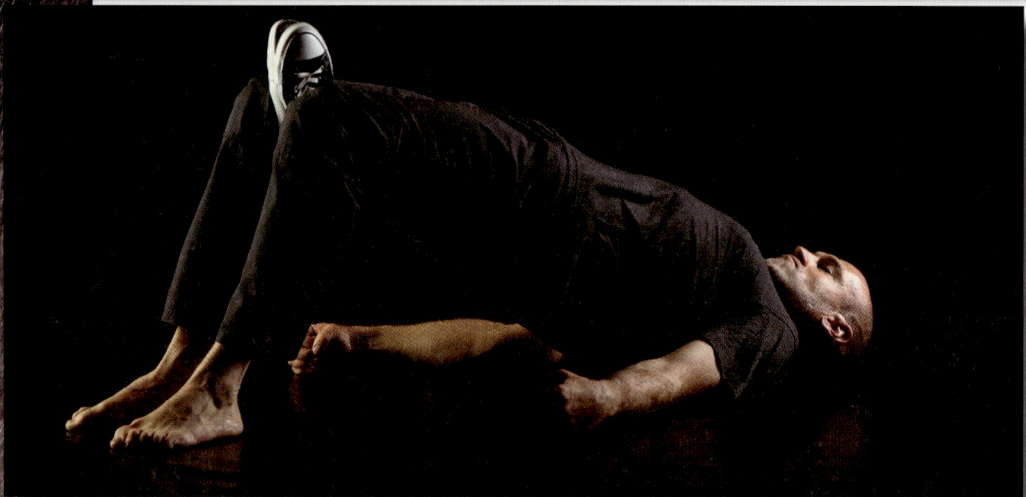

발가락으로 바닥을 꽉 쥐고 뒤꿈치로 바닥을 누르며 골반을 가능한 높이 든다. 계속해서 골반을 더 높이 들면서 3초간 정지하고 내려와서 힘을 푼다. 잠깐 휴식 후 반복한다. 이러한 방법으로 5회를 실시한다.

한 가지 중요한 점이 있다. 이것은 근지구력 운동이 아니다. 브릿지 자세에서 얼마나 오래 버티는가를 보는 것이 아니라 둔근을 최대로 수축하고 가동범위를 늘리는 것이다. 앞서 소개한 사진에 있는 타이 킥복서처럼 골반을 민다. 빠르지 않지만 강하게 골반을 사용한다. 목표는 허벅지가 몸통과 일직선이 될 정도로 골반을 충분히 높게 드는 것이다.

당신이 무술가라면 이 동작 후 바로 프론트 니킥이니 킥을 몇 번 날려보라. 리치reach와 파워에서 큰 차이를 볼 수 있을 것이다.

헤일로Halo

이 드릴은 스티브 맥스웰Steve Maxwell이 만든 것으로 아주 간단하지만 상체 가동성을 매우 향상시킨다.

가벼운 케틀벨의 뿔을 잡고 거꾸로 들거나 가벼운 바벨 원판을 잡는다. 무릎을 락아웃 한다. 허리를 보호하기 위해 엉덩이에 힘을 주고, 마치 누군가 배를 강타할 때 대비하는 것처럼 복부를 잠근다bracing. 마스터 SFG인 파벨 마첵Pavel Macek은 헤일로를 '선 자세 플랭크'로 여겼다.

어깨를 가능한 최대로 내린 상태에서 케틀벨이나 원판으로 머리 주위로 원을 천천히 그리되 점점 더 타이트하고 낮게 움직인다.

양쪽으로 다섯 번 정도면 적절하다.

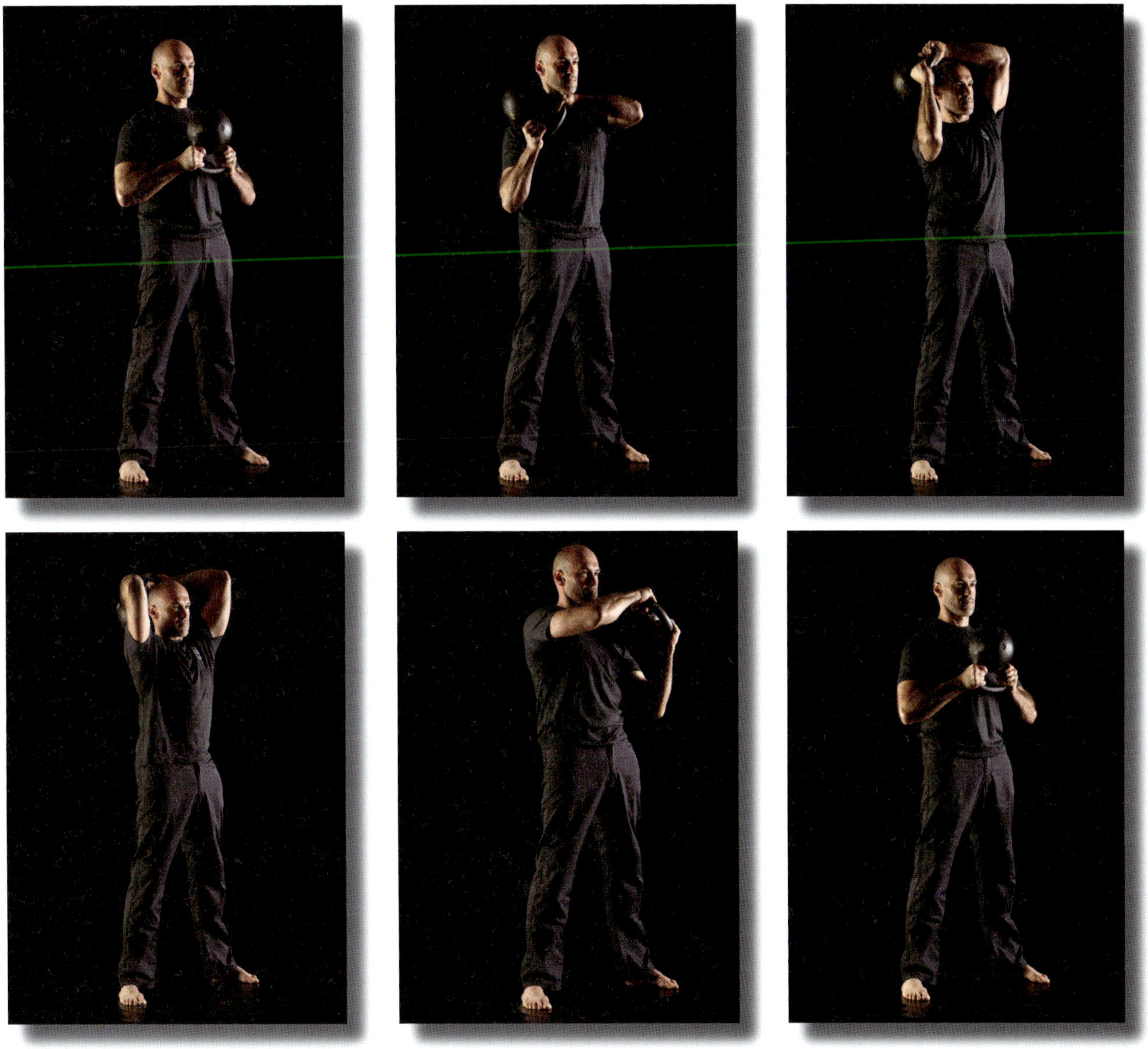

겁쟁이처럼 굴지 말고
준비 운동은 짧게 하라.

서킷으로 한다

케틀벨 트레이닝 전 정확한 방법을 사용하여 이 세 가지 드릴을 서킷으로 세 번 실시한다. 위의 방법은 약간 뻣뻣하지만 건강한 사람(통증이나 기타 문제는 없는)을 위한 것이다. 만약 문제가 있다면 전문 의료인 또는 추후 SFG 케틀벨 인스트럭터의 도움이 필요할 수도 있다. strongfirst.com/instructors/search/에서 인증된 지도자를 검색할 수 있다.

의학적 문제가 있는 경우라면 의사가 조언하는 준비 운동을 따르라. 그렇지 않다면 겁쟁이처럼 굴지 말고 준비 운동은 짧게 실시한다.

S&S 훈련 직후 또는 잠들기 바로 전쯤 스윙과 겟업에서 아주 많이 사용되는 고관절 부분을 이완하기 위한 다음의 스트레칭을 실시하라. 각 드릴을 서킷으로 1~3세트 하라.

90/90 스트레치

마스터 SFG 마이클 하틀Micheal Hartle 박사의 설명에 따르면,

> 이 변형된 허들러 스트레칭은 고관절과 허리에 매우 좋다. 둔근과 다양한 고관절 회전근을 스트레칭해준다. 왼쪽 고관절을 바닥에 대고 앉는다. 왼다리는 직각으로 구부려 몸 앞에 두고 오른다리 또한 직각으로 구부려 몸 옆에 둔다. 양쪽 고관절, 무릎, 발목을 직각으로 구부리고 왼발은 오른쪽 종아리와 평행하게, 왼쪽 종아리는 오른쪽 허벅지와 평행하게 둔다.

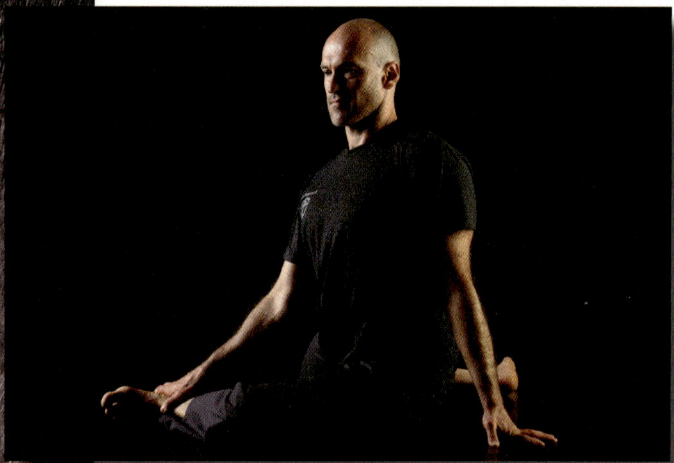

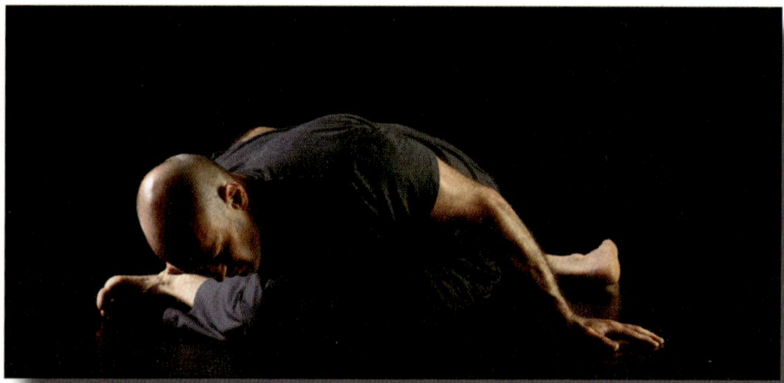

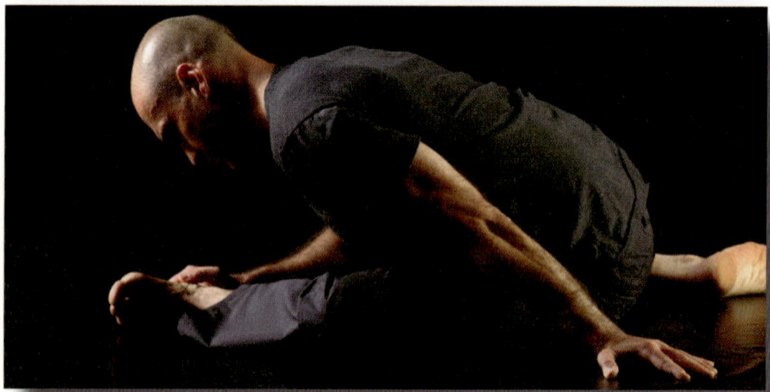

오른손으로 왼쪽 발목을 잡고 왼팔을 밖으로 돌려 왼손을 왼쪽 고관절 옆에 둔다. 가슴은 '당당하게' 펴고 고관절만을 접는다(척추를 구부리지 않는다!). 흉골이 무릎 위에 위치하게 둔 채로 몸을 앞으로 기울이며 엉덩이를 멀리 밀어낸다. 자세를 유지한 채 힘을 빼고 깊게 호흡한다. 목과 머리는 몸통과 같은 선상에 둔다. 반대쪽도 똑같이 반복한다.

상체를 앞에 놓인 발을 향해 대각선 방향으로 돌려 같은 방법으로 반복한다. 제대로 한다면 앞에 놓인 고관절 바깥쪽으로 스트레칭되는 느낌이 올 것이다.

QL 스트래들QL Straddle

이 스트레칭은 양 옆구리 스트레칭이다. 양다리를 벌리고 앉는다.

왼쪽으로 손을 뻗어 오른쪽 옆구리를 스트레칭한다. 오른팔을 머리 위로 들고 상체를 '길게' 만든다.

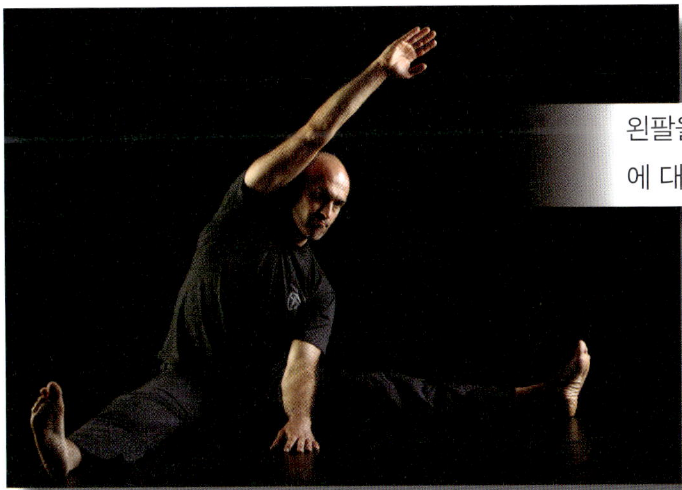

왼팔을 왼다리와 직각이 되도록 앞으로 뻗어 손가락을 바닥에 대고 중심을 잡는다.

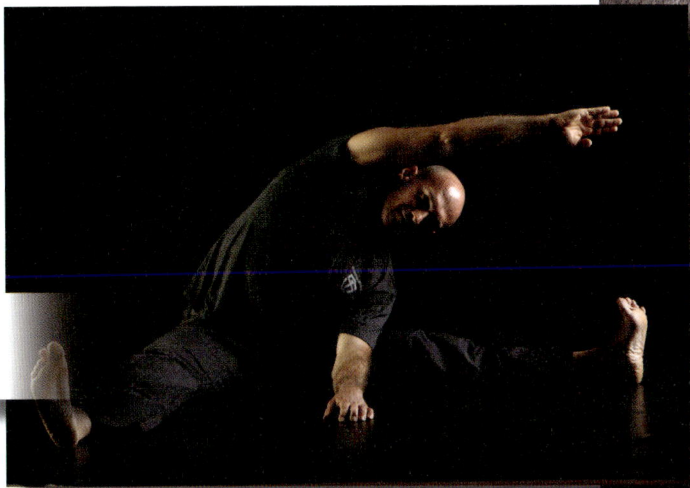

오른팔을 머리 위로 뻗어 왼쪽으로 기울인다.

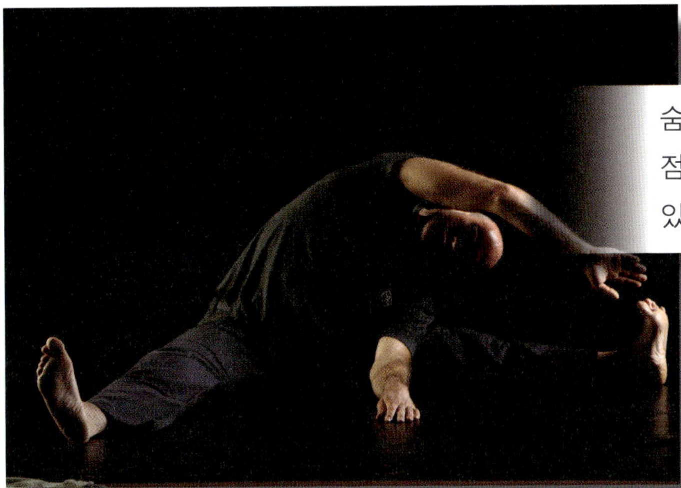

숨을 쉬고 긴장을 푼다. 발가락을 잡을 수 있을 때까지 점점 멀리 멀리 뻗는다. 몸이 많이 뻣뻣하다면 고정되어 있는 물체에 줄을 매달아 잡고 있으면 도움이 될 것이다.

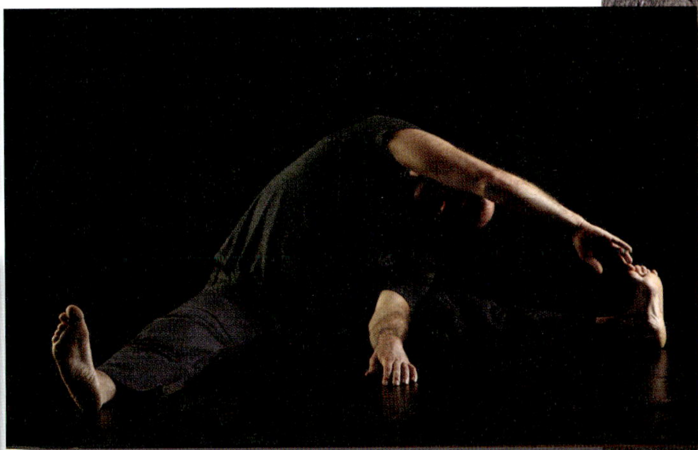

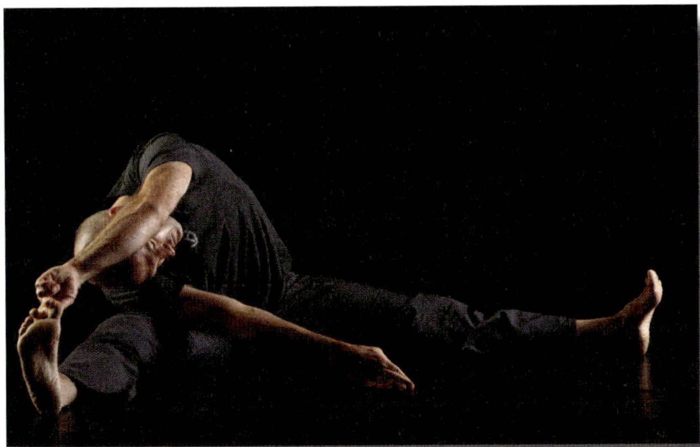

1분 정도 유지하는 것으로는 아무런 효과도 없다. 이 두 가지 스트레칭 자세에서 오래 머물면서 뻣뻣한 부분을 통해 숨을 쉰다면 더 효과가 좋다.

데드리프트 – 가장 기본적인 스트렝스 스킬

힙 힌지는 인간이 할 수 있는 가장 파워풀한 움직임이다.
이는 먹이 사슬의 가장 위에 있는 사냥꾼들이 가진 것 중 가장 위에 있는 움직임이다!

— 댄 존

바닥에서 물체를 들어올리는 것은 20살의 군인이나, 할머니, 그리고 그 사이에 있는 모든 사람들을 위한 가장 기본적인 스트렝스 기술이다.

이 기술은 '데드 웨이트 리프트dead weight lift'라고 불렸다. 오늘날에는 '데드리프트deadlift'라고 부른다.

이 기술을 바벨에 적용하면, 자부심을 넘치게 하는 리프팅이자 엄청난 스트렝스 운동이 된다. 케틀벨을 사용하면 데드리프트는 식료품을 들어올리는 일상적인 움직임에서 강하고 건강한 움직임의 스승이 된다.

데드리프트는 '손에 중량이 실린 스쿼트'일 뿐이라는 미신이 널리 퍼져 있다. 이는 '허리가 아닌 다리로 리프팅을 하라'는 좋은 의도를 지니긴 했지만 잘못된 이야기이다. 제대로 된 가이드는 "엉덩이를 사용해 리프팅 하라"이다.

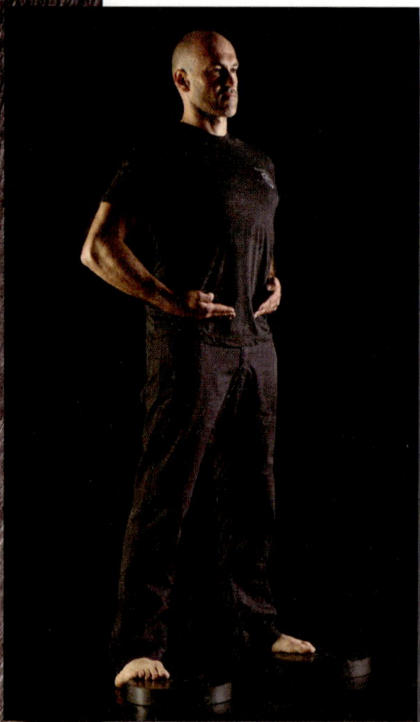

힙 힌지

데드리프트는 스쿼트가 아니다.

데드리프트는 힙 힌지 움직임으로, 케틀벨로 하든 또는 바벨로 하든 상관없이 클린과 스내치 같은 움직임과 같은 범주에 속한다.

스쿼트와의 차이점은 다음과 같다. 스쿼트로 내려갈 때 무릎과 고관절은 비슷한 각도로 굴곡된다. 힌지에서는 주로 고관절이 많이 굴곡된다.

힌지와 스쿼트 동작 모두 척추는 중립자세를 유지한다.

스쿼트로 내려갈 때 무릎과 고관절은 비슷한 각도로 굴곡된다. 힌지에서는 주로 고관절이 많이 굴곡된다.

지금부터 고관절을 접는hinge 방법을 알려주겠다.

큰 케틀벨을 무릎 사이로 스윙해도 안전할 정도로 양발을 어깨너비보다 약간 넓게 벌리고 선다. 발가락 끝을 45도 각도를 넘지 않도록 살짝 바깥쪽으로 돌린다. 발볼 아래에 높이 약 5cm, 지름 약 10cm 정도의 25파운드 바벨 원판 위에 올려놓는다. 두꺼운 책이나 높이가 비슷한 어떠한 평평한 물체라도 괜찮다. 이 전략은 무릎이 앞으로 많이 나가는 것을 방지해준다.

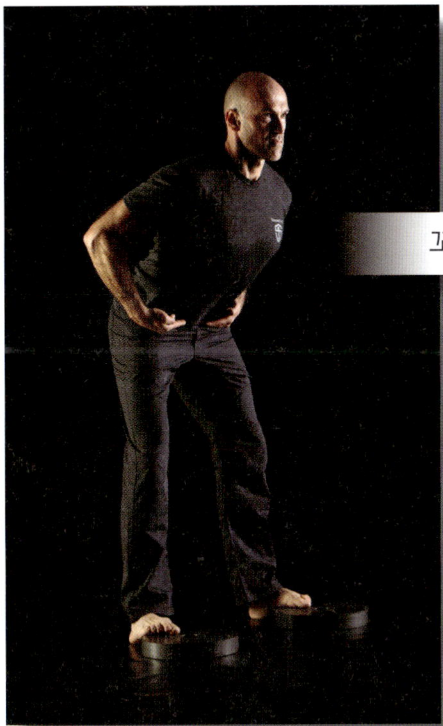

가슴을 활짝 펴고 손날을 허벅지가 접히는 부분에 댄다. 무게중심을 뒤꿈치 쪽으로 실으면서 손날을 고관절의 '경첩hinge' 부분으로 세게 찍어 골반을 뒤로 민다. 고관절 접히는 곳에 위치한 근육들이 수축하는 것을 느껴라.

꼬리뼈를 가능한 뒤로 밀어내라. '아래'가 아니라 '뒤'라는 것을 명심하라.

무릎과 발목은 자연스럽게 어느 정도 굴곡될 것이다. 하지만 햄스트링 근육이 늘어나는 느낌이 없어질 때까지 굴곡시키면 안 된다. 고관절을 접는 것에 집중하라.

모든 데드리프트와 스윙 관련 동작에서는 무릎이 반드시 발가락 방향을 따라가야 한다. 달리 말하자면 무릎이 안쪽으로 모이는 것을 방지하기 위해 무릎을 약간 바깥쪽으로 밀어야 한다.

등이 구부러지지 않도록 유지하면서 고관절을 최대한 깊게 접어라.

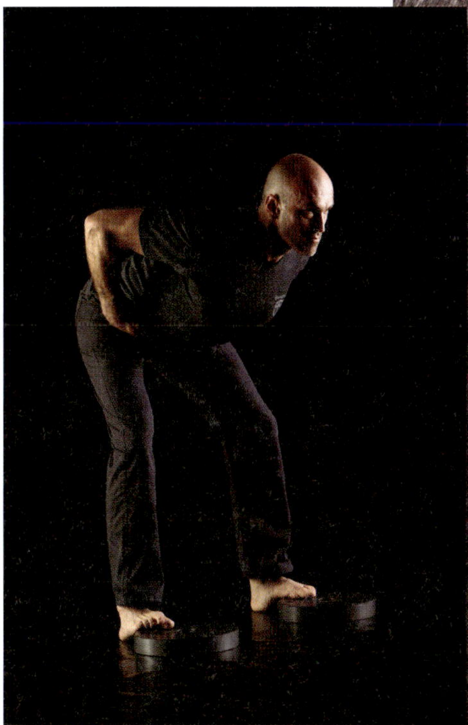

스윙은 스쿼트가 아니다.
스윙은 힙 힌지 동작이다.

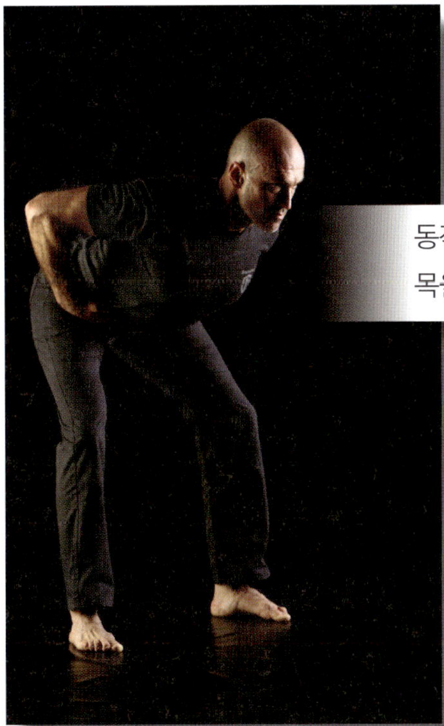

동작을 하는 동안 시선을 계속 수평선으로 유지하라.
목을 과도하게 꺾지 않으면서 고개를 계속 들고 있어야 한다.

엉덩이를 강하게 수축하면서 일어나라. '엉덩이로 호두알을 깨듯이!'

힙 힌지가 절도 있고 자동적으로 나올 때까지 수련하라. 그러고 나서 발볼 아래 원판을 치운다. 하지만 여전히 원판이 있는 것처럼 정강이가 거의 수직에 가깝도록 유지하라. 무릎은 약간 구부러지지만 발의 중간을 지나갈 정도는 아니다. 이렇게 해야만 햄스트링이 활시위처럼 파워풀하게 유지할 수 있다.

숏-스톱 드릴Short-Stop Drill

스튜어트 맥길Stuart McGill 교수의 숏-스톱 드릴은 프로페셔널한 데드리프트와 스윙의 필수 요소를 배우는 데 효과적이다.

힙 힌지 할 때의 스탠스로 서서 고관절에서 힌지 동작을 만든다. 무릎 위 허벅지 근육을 강하게 움켜쥔다. 팔꿈치를 편 후 체중을 살짝 뒤꿈치 쪽으로 보낸다.

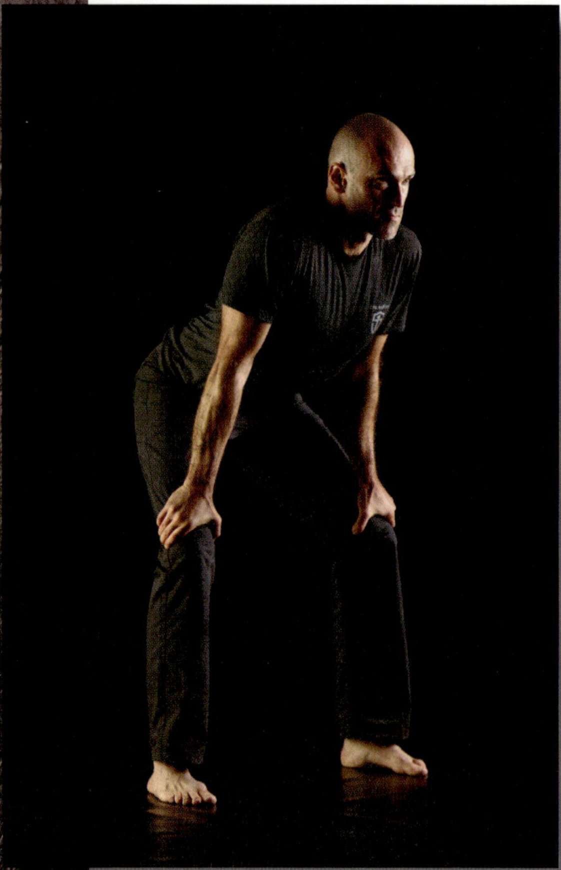

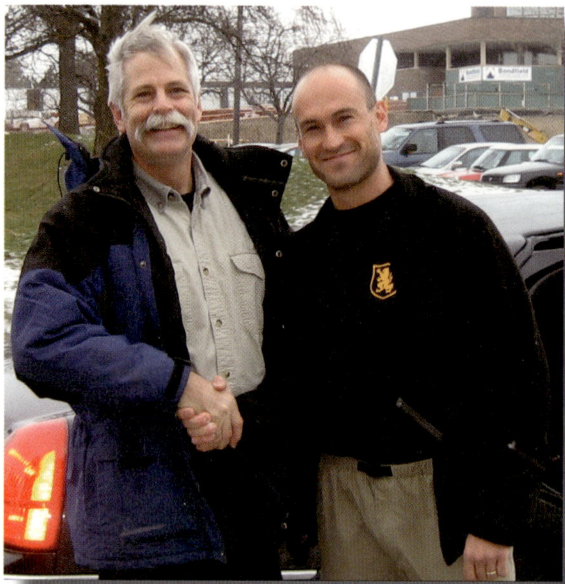

맥길 교수와 저자

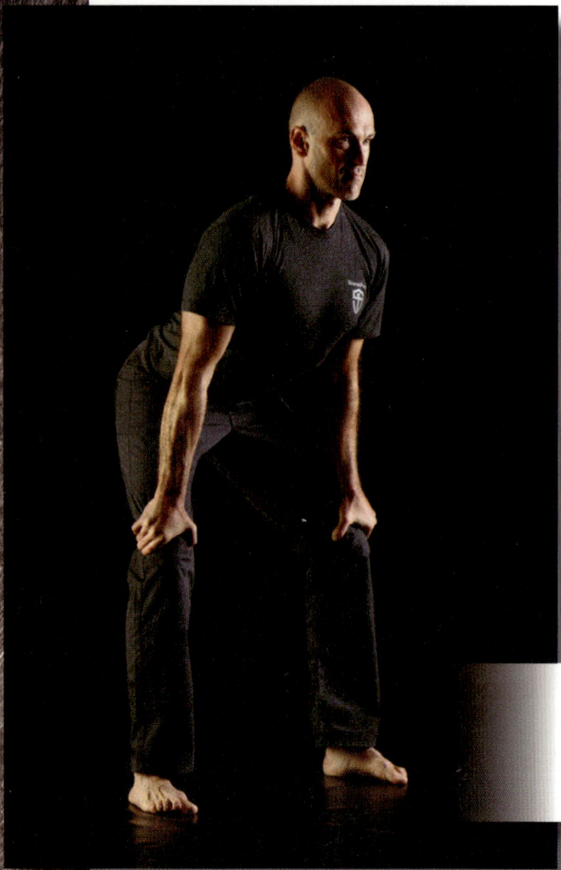

세계적으로 유명한 척추 생체역학 전문가 스튜어트 맥길 교수가 말하였다.

> 상체의 무게가 팔을 통해 내려가 허벅지에 실리는 감각을 느껴라. 척추에 있는 커브들에 집중해보라. 그 느낌이 바르게 서 있을 때와 똑같이 되는가? 만일 그렇다면 당신은 좋은 자세를 가지고 있다. 그렇지 않다면 자연스러운 커브들을 유지하도록 자세를 고쳐라.

이제 광배근을 사용해 어깨를 '안티슈러그anti-shrug'하라. 이 동작은 정말 중요하다. 스트롱퍼스트에서는 광배근을 '슈퍼 근육'이라고 부른다. 광배근을 적절히 사용한다면, 척추와 어깨를 보호할 수 있을 뿐만 아니라 상체와 하체 운동들에서 스트렝스를 증가시킬 수 있다.

가슴을 바깥으로 펼치면서 겨드랑이를 사용해 강하게 아래로 눌러라. 지금 매우 파워풀한 자세를 취하고 있는 것이며 그렇게 느끼는 것이 당연하다.

어떻게 일어나는지는 알고 있을 것이다. 둔근에 힘을 주어 골반을 앞으로 보내라.

데드리프트Deadlift

발뒤꿈치 사이에 케틀벨을 놓은 채로 다리를 벌리고 선다. 케틀벨을 몸보다 뒤쪽에 놓을수록 광배근을 더욱 활성화시키는 데 용이하며, 이는 스윙을 하는 데 매우 중요한 기술이다.

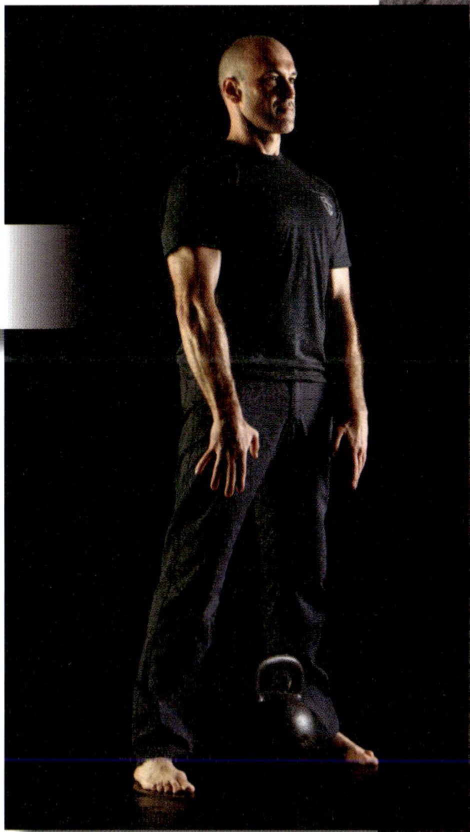

숨을 마시고 어깨를 귀와 최대한 멀어지게 끌어 내린다. 이것을 안티슈러그라고 한다.

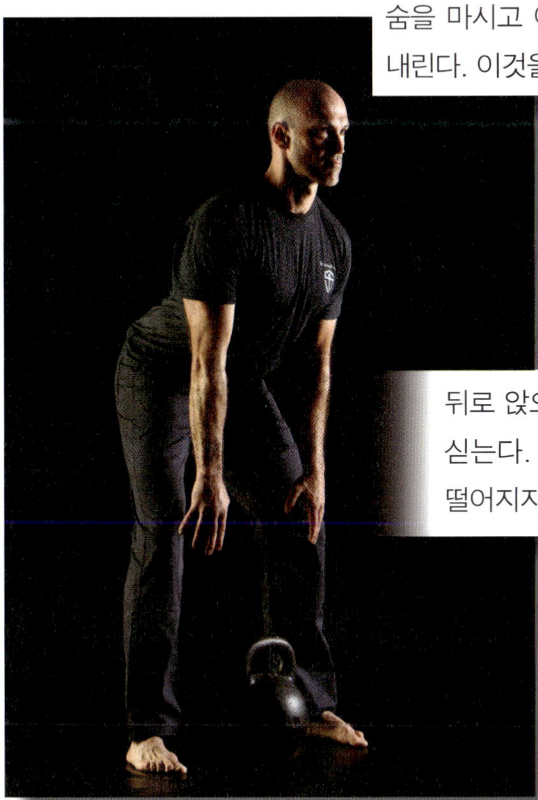

뒤로 앉으면서 뒤꿈치 쪽으로 체중을 싣는다. 하지만 발가락은 바닥에서 떨어지지 않는다.

케틀벨을 보지 않고 팔을 '길게' 뻗어 잡는다. 광배근 수축과 안티슈러그를 계속 유지한다. 윗등과 가슴이 구부러지지 않도록 한다.

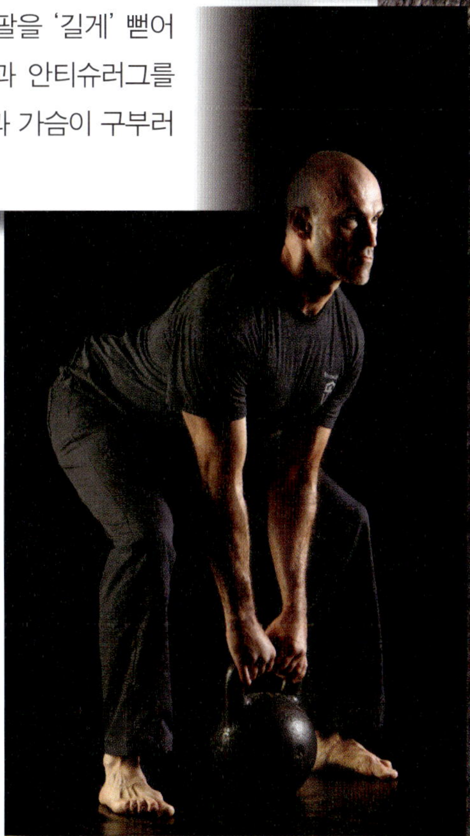

팔을 뻗어 케틀벨을 잡았다면 다음 사항에 주의해라.

- ✓ 허리는 편평하게 되거나 약간의 아치가 있다(만일 햄스트링이 너무 뻣뻣하여 허리가 자꾸 구부러진다면 임시방편으로 케틀벨을 상자나 두꺼운 책 위에 올려놓는다. 그리고 유연성을 꾸준히 개선한다).
- ✓ 가슴은 펴져 있고, 고개를 들고 있으며 시선은 전방에 위치한다.
- ✓ 어깨는 머리와 멀어지도록 내려가 있다. 안티슈러그 자세이다.
- ✓ 무게는 약간 뒤꿈치 쪽에 실려 있다.
- ✓ 정강이는 바닥과 거의 수직이며 무릎은 발의 중간보다 너무 앞으로 나오지 않는다(이것이 어렵다면 발볼을 원판 위에 올리고 연습하라).
- ✓ 골반은 무릎보다는 높지만 어깨보다는 낮다.
- ✓ 팔은 펴져 있다.
- ✓ 무릎과 발끝 방향이 일치한다.

여기에서 두 발을 약간 가깝게 모은다면, 이 자세는 운동선수가 제자리멀리뛰기를 할 때 모든 하체 근육에 파워를 저장할 때의 동작과 완전히 일치한다.

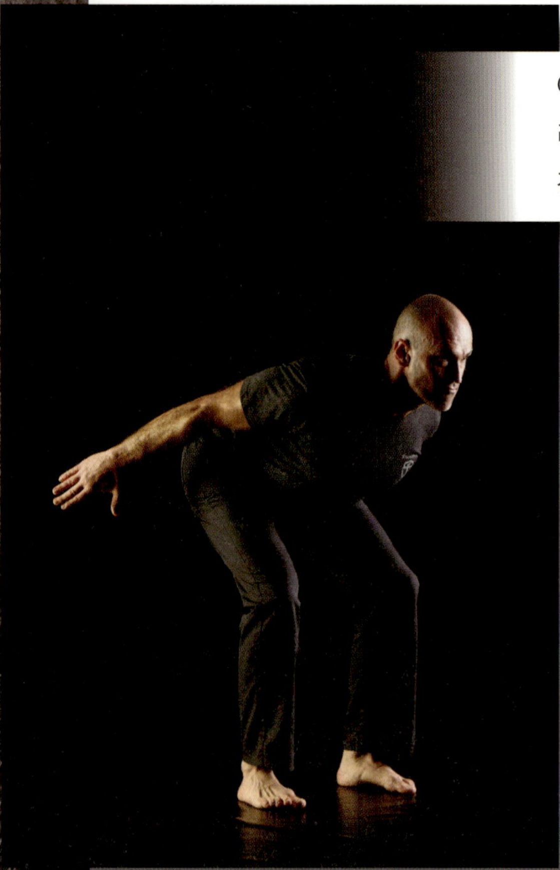

데드리프트는 점프와 같이 전신 파워의 궁극적 표출이다.

케틀벨 손잡이를 손가락으로 잡되 너무 꽉 움켜쥐지 않는다. 겨드랑이에 힘을 꽉 준다. 이제 일어날 준비가 다 되었다.

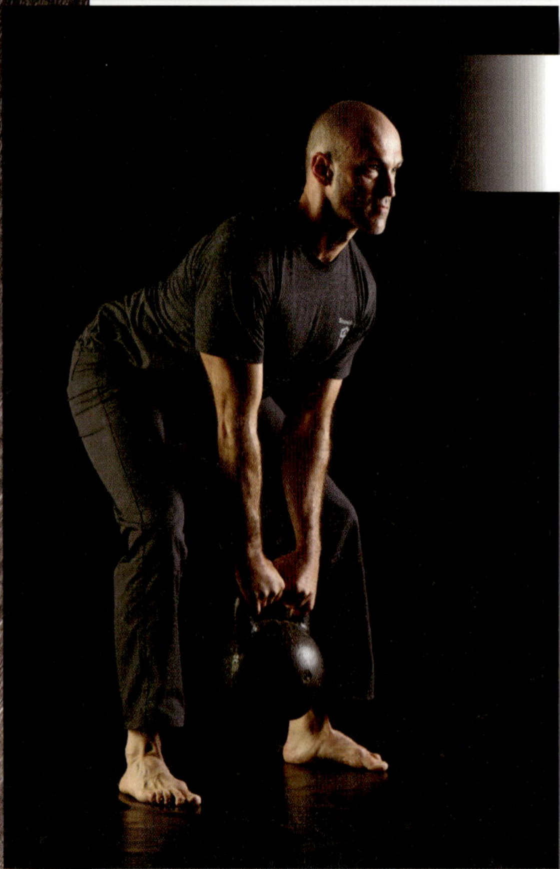

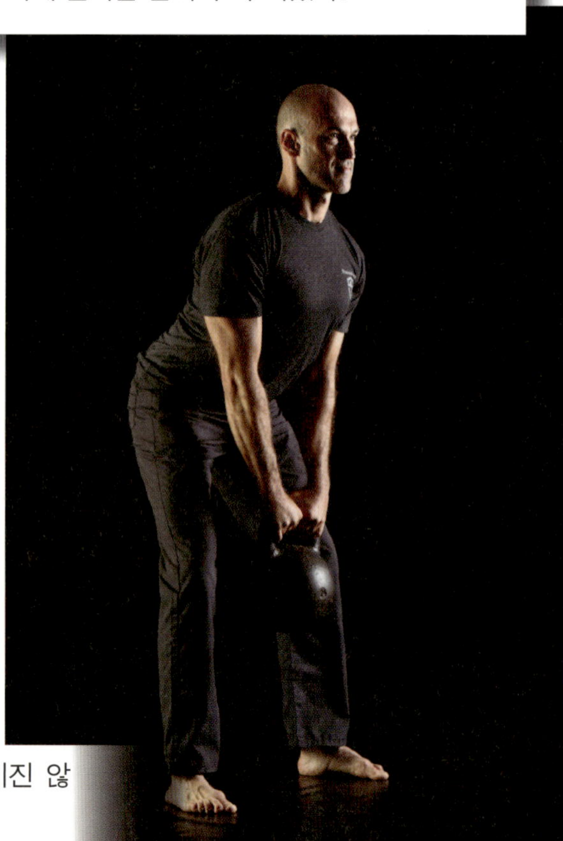

막대기처럼 꼿꼿하게 일어난다. 너무 폭발적이진 않는다 해도, 재빠르게 일어난다.

골반이 어깨보다 빠르게 일어나지 않는다. 마티 갤러거Marty Gallagher는 “모든 것이 한 번에 도착해야 한다”고 가르친다. 점프 동작과 같이 모든 것이 동시에 움직일 수 있도록 한다.

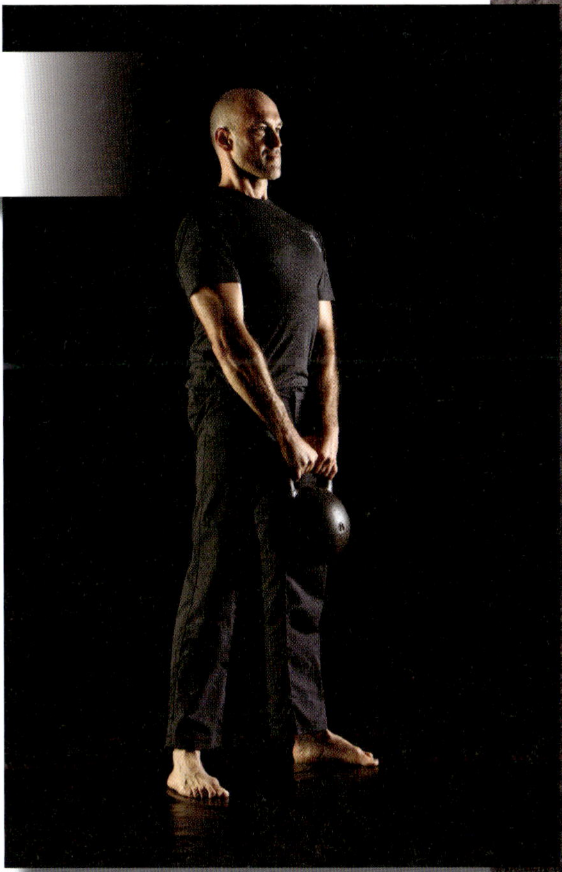

락 아웃에서, 몸이 일자가 되어야 한다. 무릎은 다 펴져 있고 등과 목이 중립자세를 유지해야 한다. 뒤로 기대지 마라. 등 뒤에 벽이 있는 상태에서 선다고 생각하라.

목 아래쪽 모든 근육에 힘을 줘라. 플랭크plank처럼. 무릎뼈(슬개골)를 위로 끌어 올려라. 둔근에 힘을 꽉 줘라. 복부를 강타당하기 직전처럼 배에 힘을 꽉 줘라. 광배근에 힘을 줘라. 몸을 널빤지로 만들어라.

브레이싱이란 복부를 강타당하기 직전처럼 배에 힘을 꽉 주는 것을 말한다. 배를 안으로 쏙 집어넣으라는 말이 아니다!

이와 동시에, 승모근은 이완된 상태를 유지하고, 얼굴 근육에도 힘을 빼라.

잠시 멈춘 후 다시 뒤로 힌지 동작을 하여 몸을 내린다. 움직임의 속도는 걱정하지 말고 완벽한 자세를 유지하도록 한다.

케틀벨을 보지 말고 뒤꿈치 사이에 그대로 내려놓는다. 점점 케틀벨을 앞쪽으로 내려놓게 될 것이다. 그러면 안 된다. 수영할 때처럼 광배근을 사용하여 케틀벨을 뒤로 보낸다.

‘데드 웨이트 리프트’라는 원래 이름답게 전통적인 데드리프트 방식에서는 매 반복 횟수 사이에 멈춰야 한다. 하지만 지금 연습하는 목적에 부합하는 것은 터치-앤-고touch-and-go 방식이다. 케틀벨이 바닥에 닿자마자 즉시 일어난다.

내릴 때는 코로 숨을 들이마신다. 올라올 때는 강하게 내쉬되 공기를 다 뱉지 않는다.

5~10회 여러 세트를 반복하여 연습한다. 케틀벨은 매번 뒤꿈치 사이에 위치하도록 내려야 한다.

거울을 보지 마라. 스스로 자세를 확인하기 위해 비디오를 찍는 것을 강력 추천한다.

스윙 — 선수를 만드는 지방 연소 운동

목표는 힙 드라이브의 최대화, 스피드, 그리고 공격성이다.

– 세계에서 가장 강한 데드리프터, 앤디 볼튼이 케틀벨 스윙에 대해 한 말.

스윙은 운동계의 러시아제 군용 나이프이다. 프로 파워리프터의 스트렝스와 엘리트 마라톤 선수의 지구력을 동시에 향상시킬 수 있는 운동을 달리 뭐라고 부를 수 있겠는가

"스윙은 완벽한 운동이다"라고 마크 리프킨트는 말했다. "남녀노소, 초급자에서 엘리트 선수까지 거의 모든 이에게 최고의 운동이다. 하드스타일 케틀벨 스윙처럼 신체에 부담을 주지 않으면서도 효과가 좋은 운동은 없다. 스윙은 몸을 강하게 함과 동시에 치유한다."

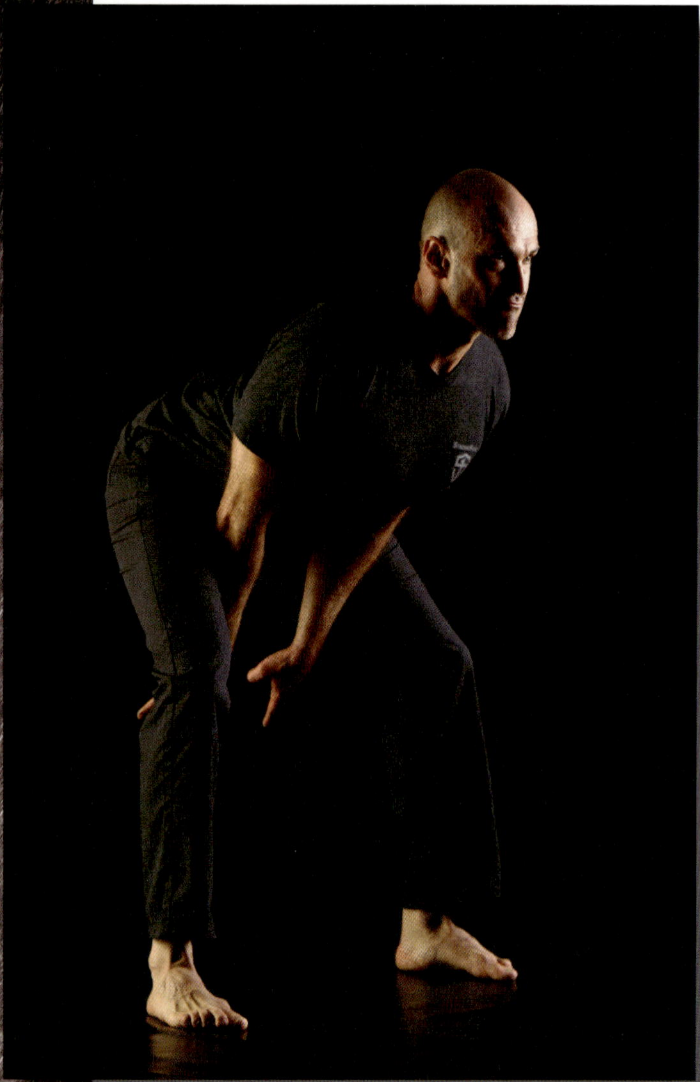

하이크 패스Hike Pass

스윙의 탑 자세는 플랭크이다. 그리고 하단 자세(시작 자세)는 댄 존이 '실버백silverback' 스탠스라고 부르는 바로 그 자세이다.

케틀벨 없이 데드리프트 하단 자세를 취한다. 팔을 곧게 펴고 몸 쪽으로 누른다. 상완은 갈비뼈에 닿고 전완은 허벅지 가장 위쪽의 안쪽에 닿는다. 팔이 갈비뼈 및 다리 사이에 밀착될수록 스윙은 더욱 파워풀해질 것이다. 파워가 어깨로 전달될 때까지 기다리는 것이 아닌, 말 그대로 몸으로 케틀벨을 발사하게 될 것이다.

이제 손끝에서 가슴뼈까지 최대한 멀어지도록 한다. 손끝은 뒤로 보내고 가슴뼈는 앞으로 보낸다. 이렇게 신장되고 장전되는 느낌을 기억하라. 케틀벨이 어디쯤 올 것인가도 확인하라. 이것이 케틀벨을 능동적으로 보내야 하는 방향이다.

케틀벨에서 한 발짝 정도 뒤에 선다. 힙 힌지를 만들고 손가락으로 케틀벨을 잡는다. 벨을 몸 쪽으로 기울여 팔의 연장선처럼 만든다. 팔을 편 채로 힘을 빼고 광배근을 개입시켜 팔과 몸을 '연결'한다. 수평선을 본다.

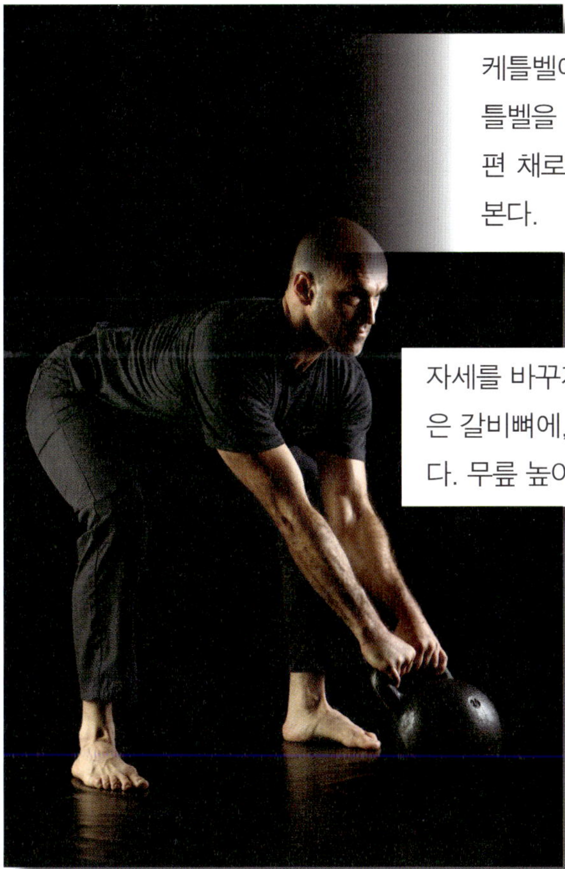

자세를 바꾸지 않고 케틀벨을 다리 사이로 '하이크 패스' 한다. 상완은 갈비뼈에, 전완은 안쪽 허벅지에 닿도록 한다. 이것이 '실버백'이다. 무릎 높이보다 높게 보낸다.

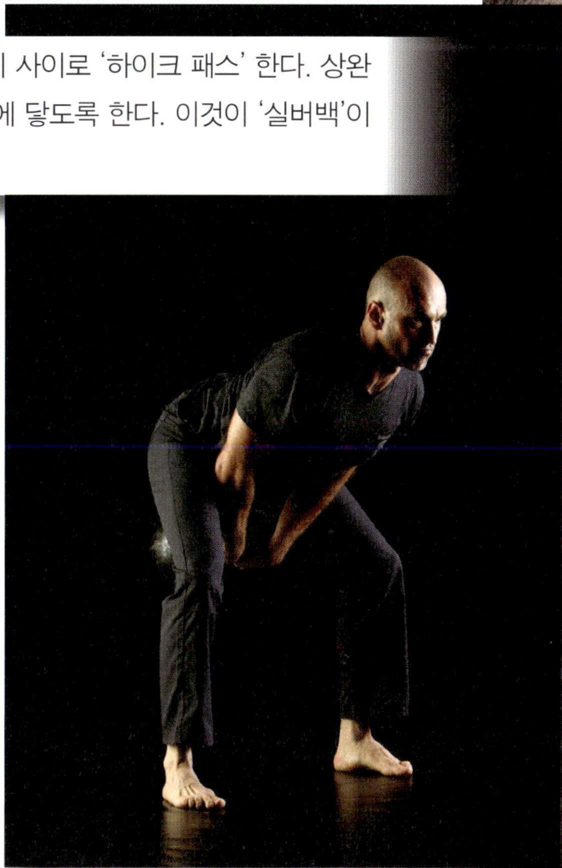

아직 스윙은 하지 말고 벨을 하이크 패스 하고 내려놓는 연습만을 반복한다. 내릴 때는 케틀벨이 자연스럽게 진자움직임pendulum처럼 앞으로 나가도록 두고 처음 시작했던 자리에 내려놓는다.

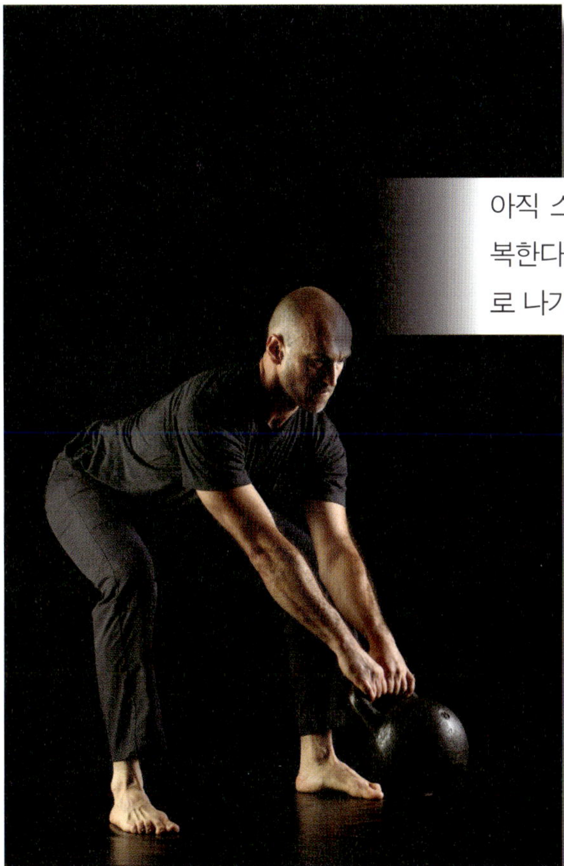

다시 한 번 말한다. 케틀벨을 뒤로 던질 때는 팔로 능동적으로 던지고 앞으로 자연스럽게 돌아오도록 둔다.

5~10회 한 세트를 여러 차례 반복한다. 케틀벨을 힘차게 하이크 패스 할 때마다 햄스트링 근육이 활처럼 장전되는 것을 느낀다. 무게중심이 발의 앞뒤로 움직이는 것을 확인할 수 있을 것이다. 하지만 발뒤꿈치가 떨어지면 안 된다.

투암 스윙Two-Arm Swing

하이크 패스를 했다면 이제 스윙을 시작한다. 하이크 패스와 팬듈럼을 몇 차례 반복하다가 리듬을 찾으면 하이크 패스에 이어 폭발적으로 일어난다.

시선은 수평선을 응시하도록 유지한다. 고개는 들되 목이 꺾이지 않는다.

앞서 연습했던 바와 같이 케틀벨이 위로 올라가는 것은 생각하지 마라. 고관절을 펴고 케틀벨이 자연스럽게 뜨도록 둔다. 업스윙에서 팔과 어깨는 고관절의 힘을 전달하는 역할을 할 뿐 케틀벨을 들어올리지 않는다. 이를 위해서는 팔이 밧줄처럼 느슨한 상태로 펴져 있어야 한다. 제대로 한다면 케틀벨이 팔의 연장선과 같은 모양이 될 것이다.

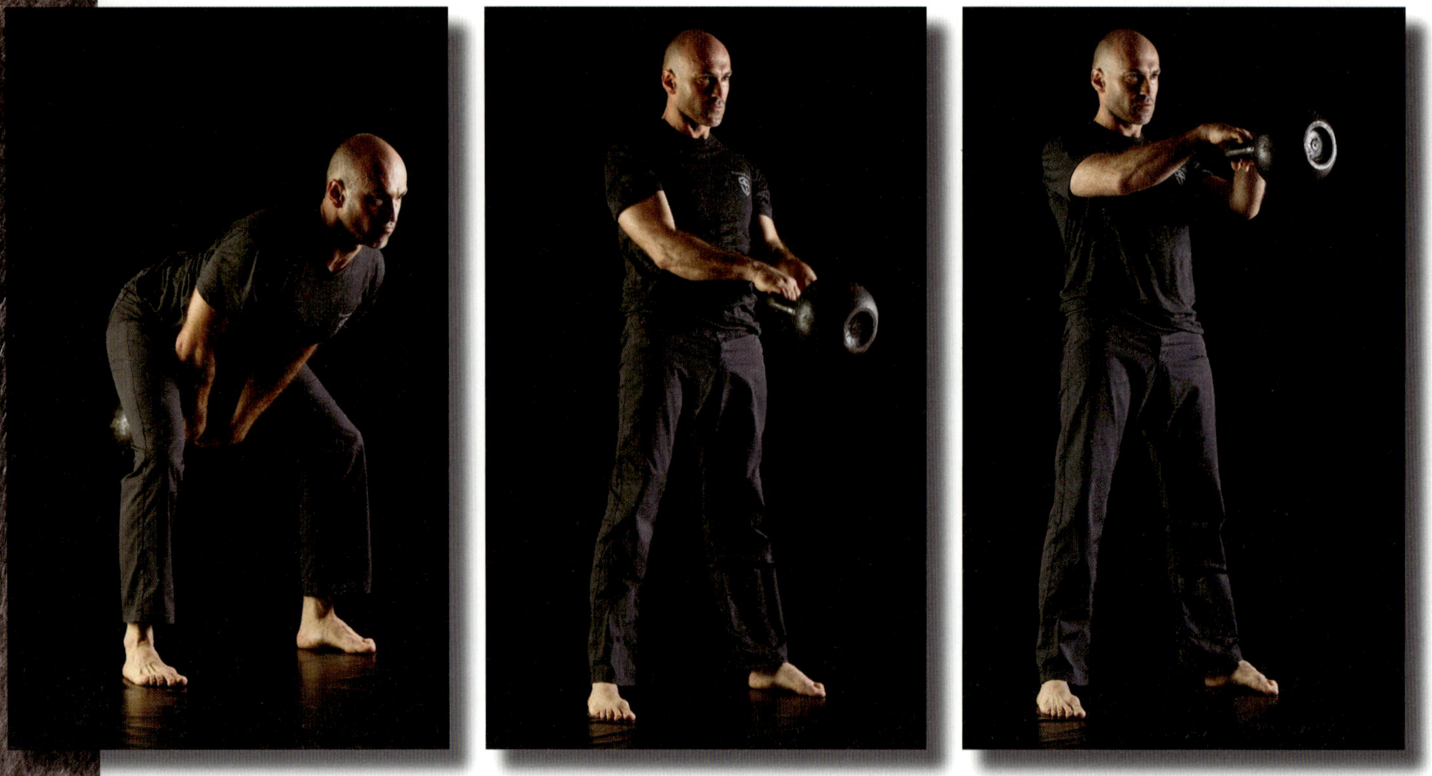

기억하라.

> '스윙에서 팔은 수동적으로, 힙은 능동적으로 작용한다.'

'스윙에서 팔은 수동적으로, 힙은 능동적으로 작용한다.'

모든 걸 제대로 했다면 케틀벨은 배나 어깨 정도 높이로 자연스럽게 뜰 것이다. 더 높게 스윙하지 마라! 멀리뛰기나 스트레이트 펀치와 같이 스윙은 파워를 앞으로 보내는 운동이다.

따라서 스윙의 정점 자세에서 뒤로 기대지도 말라. 둔근이 일하도록 하고 허리는 내버려둬라. 복부를 브레이싱하는 것 또한 매우 중요하다.

발뒤꿈치가 떨어진다면 케틀벨을 놓아 허리를 보호하라! 이는 모든 스윙 동작에 적용된다. 곧 케틀벨과 줄다리기를 하는 방법을 배우게 될 것이며, 케틀벨의 속임수에 대응하여 발의 체중 분배를 미묘하게 바꾸게 될 것이다.

또한 이러한 흔들림에 반사적으로 반응하는 능력은 허리 통증 예방의 중요 요소이다. 연구 결과에 따르면 케틀벨 스윙은 이 능력을 향상시킨다.

게다가 민첩성과 파워 또한 향상시킬 수 있다. "균형감은 파워를 끌어올린다." 마이클 콜건Michael Colgan 박사는 균형감 없는 몸을 움직이는 데 더 많은 에너지가 소모된다고 설명하며 이렇게 말했다.

"균형감은 파워를 끌어올린다."

5~10회 반복하고 하이크 패스에서 연습했던 대로 케틀벨을 앞에 잘 내려놓는다. 기억하라. 케틀벨을 안전하게 내려놓을 때까지 세트는 끝난 것이 아니다!

계속 스윙을 연습하라. 더 이상 스윙하기 전에 펜듈럼을 반복할 필요는 없다. 한 번 하이크 패스 하고 스윙하라.

폭발적으로 스윙하라. 하지만 스피드와 허둥지둥하는 것을 혼동하지는 마라.

스피드와 허둥대는 것을 혼동하지 마라.

이제 호흡을 배울 차례다. 올라올 때 강하게 내쉰다. 내려갈 때 코로 날카롭게 마신다. 추후에 힘든 스윙 워크아웃을 하게 되면 내려갈 때 날카롭게 연속적으로 두 번 들이마시는 방법을 배우게 될 것이다.

호흡 리듬을 찾기 위해서 스윙의 정점 자세에서 매 반복 횟수마다 크게 숫자를 세는 방법이 있다. 크게. 더 크게 숫자를 외쳐라!

호흡 리듬을 완전히 익혔다면 이제 숫자 대신 기합이나 차! 라고 소리를 낸다. 조용히 스윙하지 마라. 스윙은 그런 운동이 아니다. 스윙은 가라테 펀치와 같이 혼신의 힘을 다해야 한다. 얍!!!

소리를 냄과 동시에 둔근에 힘을 주고, 복부를 브레이싱하고, 무릎뼈를 끌어올려라.

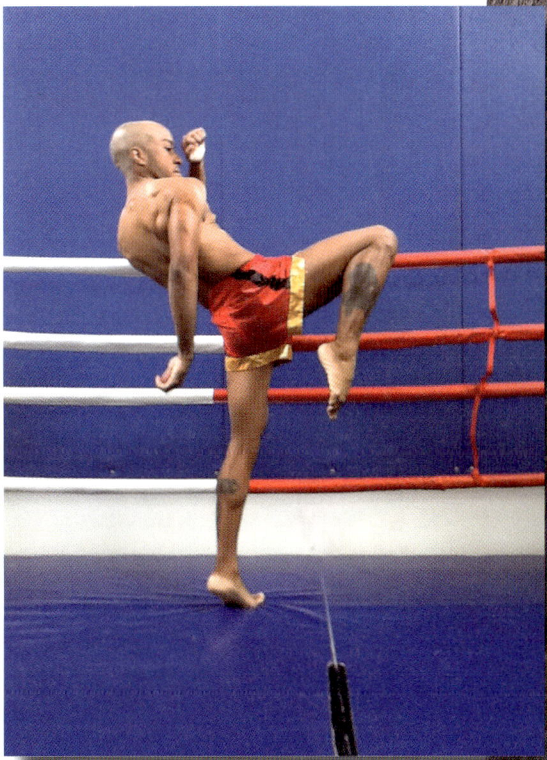

힙 드라이브! 둔근으로부터 힘을 낸다!

다음으로 연습해야 할 중요한 세부 사항이다. 일단 케틀벨이 가장 정점에 이르면 잠시 공중에 떠 있도록 놔두라. 그 후 케틀벨이 떨어지기 시작할 때 광배근을 사용하여 다리 사이로 케틀벨이 다시 들어가도록 하라. 전완이 배를 때리기 직전까지 몸을 세우고 엉덩이의 힘을 풀지 마라. 더 이상 기다릴 수 없을 때 고관절을 접어 케틀벨을 피하라. 케틀벨과 치킨게임을 하는 것이다.

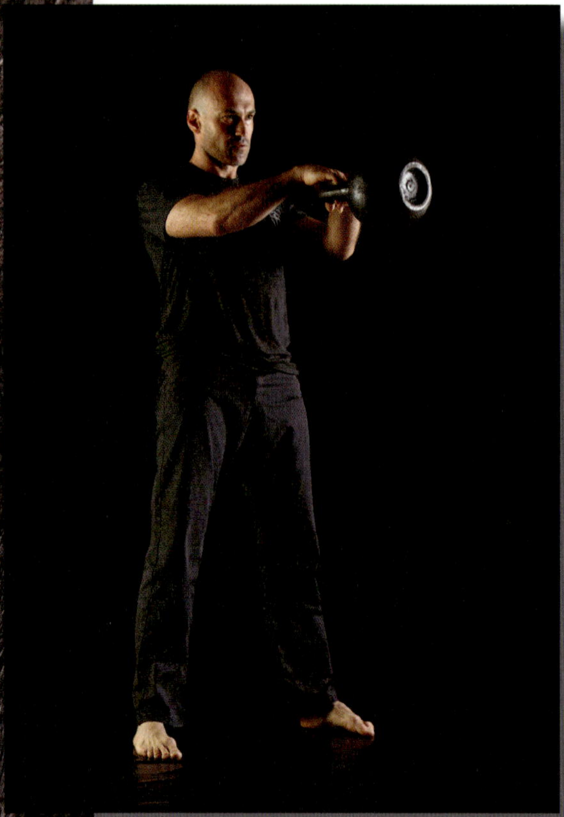

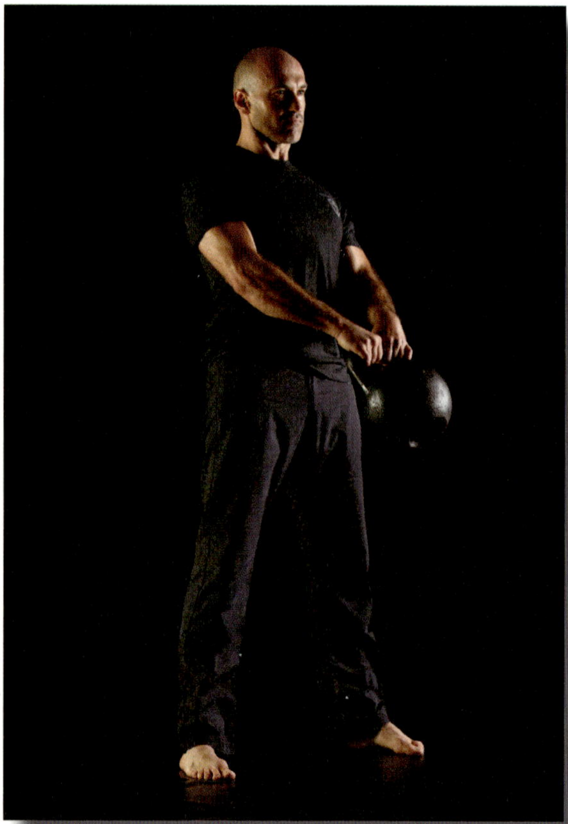

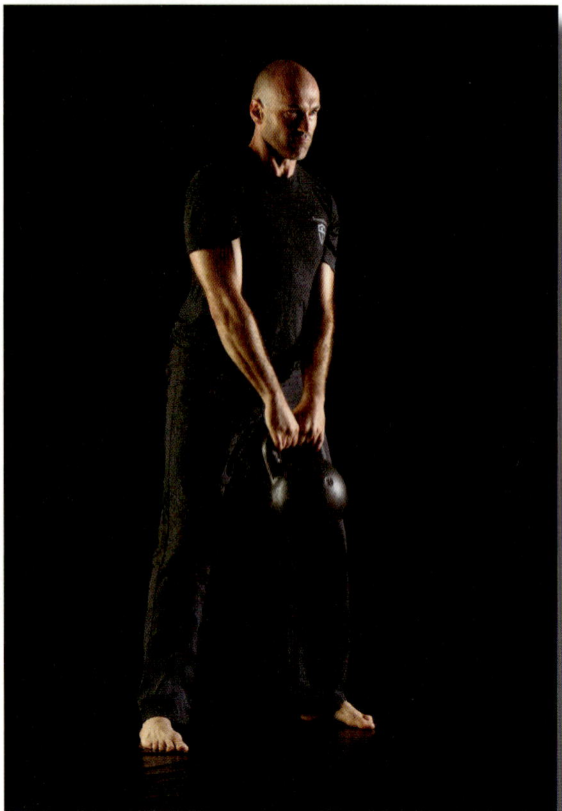

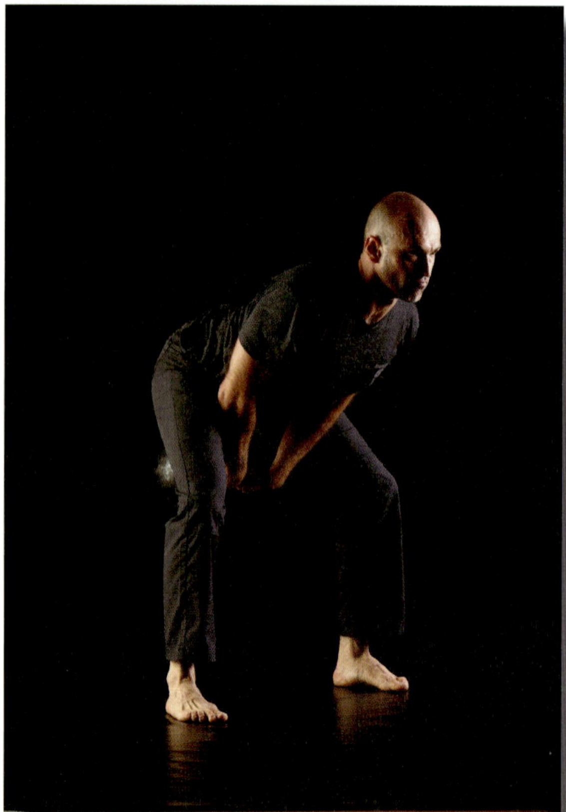

여기서 한 가지 중요한 사항을 집고 넘어가야겠다. 하드스타일 스윙은 각 반복 횟수마다 최대의 폭발적인 힘을 요한다. 최대 스피드가 아니다. 정점에서 케틀벨이 공중에 떠 있는 순간을 즐겨라. 당신이 휴식할 수 있는 유일한 순간이다.

하드스타일 스윙은 매 반복 횟수마다 최대 폭발의 힘이 필요하다. 최대 RPM을 내는 게 목표가 아니다.

원암 스윙One-Arm Swing

나심 니콜라스 탈레브의 『안티프래질』이라는 책에 이런 문단이 있다.

> "비싼 운동기구들이 가득한 현대적인 체육관에서 훈련을 한 사람은 굉장히 무거운 무게를 여러 번 반복해서 들어올릴 수 있으며 아주 멋져 보이는 근육을 만들 수 있다. 하지만 무거운 돌을 들어올릴 수는 없다. 길거리 싸움에서는 보다 무질서한 환경에서 훈련한 사람에게 완전히 얻어터진다. 이들의 스트렝스는 극도로 영역 특수적이며 그들의 영역은 외부에는 존재하지 않는다."

당신이 원하는 것이 어떤 영역에도 적응할 수 있는 스트렝스라면 필요한 것은 바로 '무질서한 환경'이다.

원암 스윙을 시작하라. 케틀벨의 무게는 당신을 앞으로 당기려고 할 뿐만 아니라 비틀려고 할 것이다. 남자는 48kg으로, 여자는 32kg으로 원암 스윙을 할 수 있다면 말 그대로 '안티프래질'이라고 할 수 있다.

어떤 영역에서도 적응할 수 있는 스트렝스를 원한다면, 무질서한 환경이야말로 당신에게 필요한 것이다.

비대칭적인 부하는 안정근에 상당한 자극을 주며 수많은 근육의 동원을 증가시킨다. 내가 스튜어트 맥길 교수의 실험실에서 32kg 케틀벨을 양팔로 스윙을 했을 때, 둔근이 최대 자발적 등척성 수축(MVCmaximal voluntary isometric contraction)의 80% 이상 동원되었다. 한 팔로 했을 때 근동원은 100%까지 올라갔다. 또한 광배근 수축은 100%에서 150%로 올라갔다!

어떻게 근육을 150%까지 수축할 수 있는지 의아하다면, 100%는 등척성 수축 시 최대 수치를 말한다. 플라이오메트릭과 같은 동적인 수축을 한다면 더 높은 수치의 수축이 가능하다.

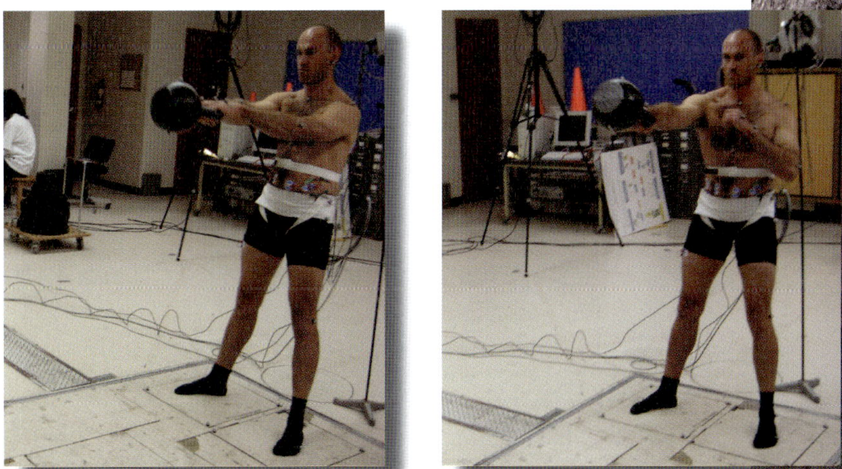

왼쪽 사진의 스윙은 더 많은 파워를 만들어낸다. 오른쪽은 더 많은 근육을 동원시킨다.

마지막으로 원암 스윙은 그립을 단련하기에 아주 좋다.

원암 스윙이 이렇게나 훌륭하다면 왜 투암 스윙을 해야 할까? 지면반력 측정기를 이용해 증명된 결과에 따르면 투암 스윙은 더 많은 파워를 만들어낸다. 또한 안정화에 대한 요구가 적기 때문에 전속력으로 달릴 수 있다. 그러니 두 가지 스윙을 다 해라.

스트롱퍼스트 교육 총괄 담당인 브렛 존스는 "사람들은 보통 원암 스윙과 스내치를 하기 위해 투암 스윙을 매우 빠르게 진행한다. 이는 잘못을 범한 것이다"고 경고한다.

투암 스윙에 매우 능숙해졌을 때, 그리고 너무 이르진 않을 때, 원암 스윙을 수련에 추가하도록 하라.

원암 스윙 기술One-Arm Swing Technique

케틀벨 손잡이가 어깨와 평행하게 바닥에 둔다. 손가락으로 고리를 걸어 손잡이 중간을 느슨하게 잡는다. 광배근을 사용하여 어깨는 느슨해지지 않도록 한다.

양쪽 어깨를 '거의' 수평이 되도록 둔다. 하드스타일 원암 스윙은 안티로테이션anti-rotation 운동이다. 즉, 무게로 인해 몸이 돌아가려고 할 때 몸을 똑바로 유지하도록 해야 한다. 몸이 회전하는 것을 완전히 막을 수는 없다. 특히 무거운 케틀벨로 할 때는 더욱 그렇다. 내가 '거의'라고 말하는 이유이다.

이제 스윙하라.

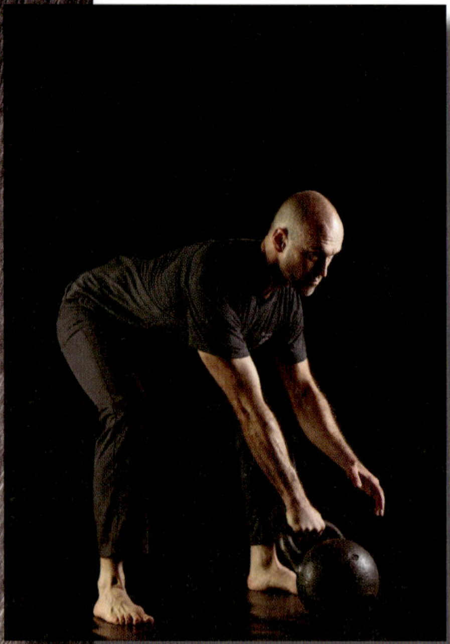

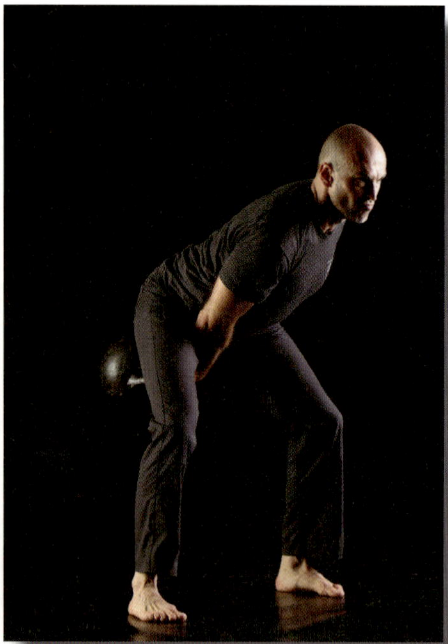

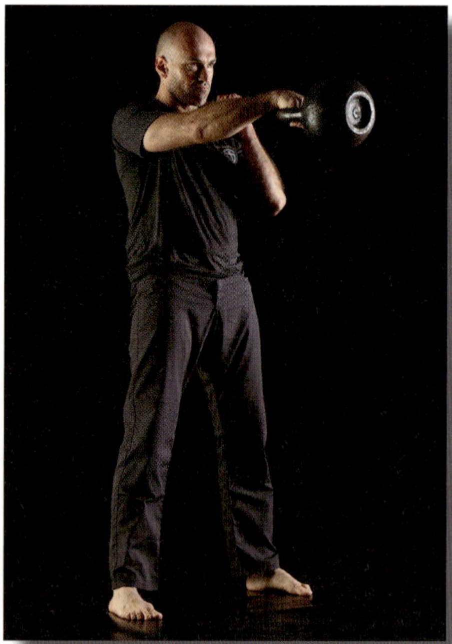

케틀벨을 뒤쪽으로 하이크 패스를 하되, 가운데로 보내려고 하지는 않는다. 왼팔 스윙의 경우 팔뚝은 왼쪽 허벅지 안쪽과 접촉해야 하며 오른팔 스윙의 경우 오른쪽과 접촉해야 한다.

매 스윙의 정점 자세에서 케틀벨은 앞으로 나감과 동시에 몸통을 비틀며 어깨가 소켓에서 빠지도록 잡아당기려 할 것이다. 그렇게 되지 않도록 버텨라. 어깨를 수평으로 만든다. 어깨를 당겨서 소켓 안으로 넣어라. 슈러그 동작을 해서는 안 된다.

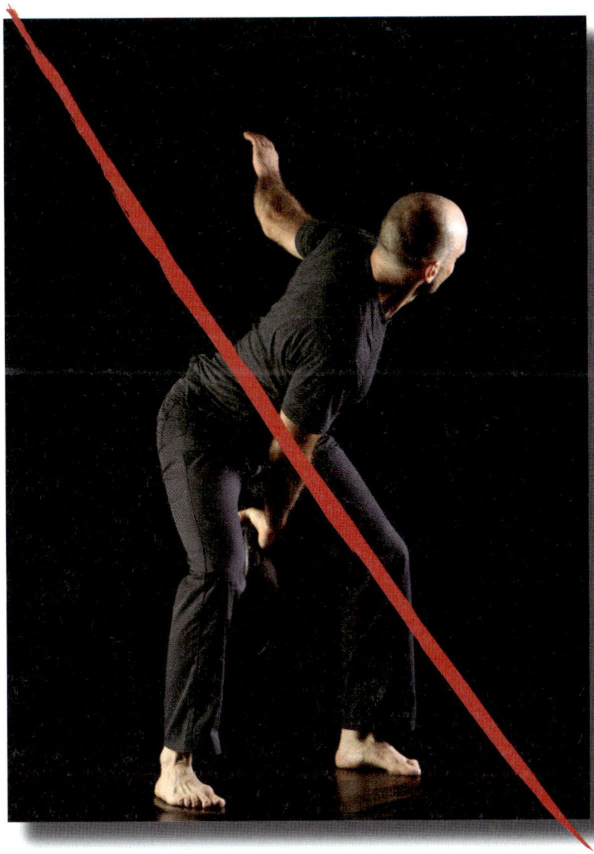 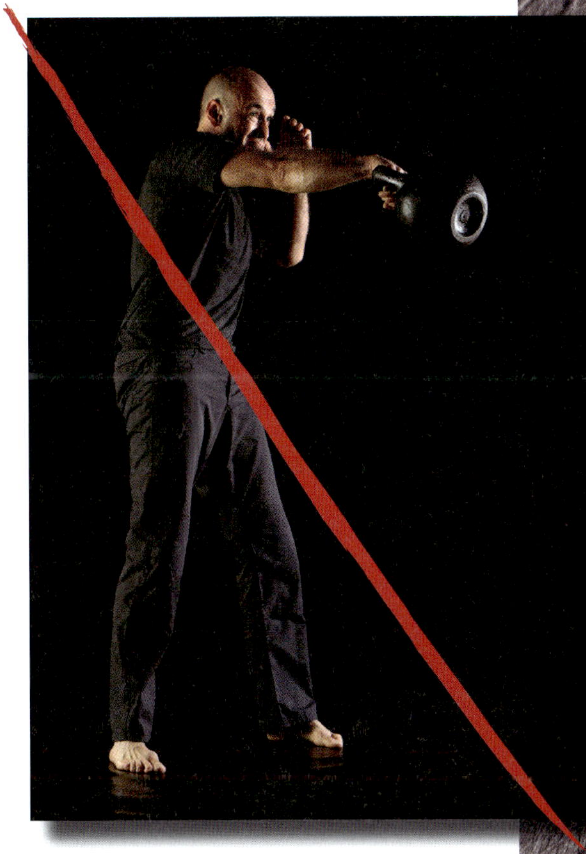

케틀벨을 잡고 있지 않은 다른 한쪽 팔은 자연스럽게 앞뒤로 흔든다. 척추가 비틀어질 정도로 과도하게 하지는 마라. 스윙 정점 자세가 될 때까지 팔을 올리고 마지막에 가드를 취하는 자세를 만든다.

핸드 투 핸드 스윙(H2H Hand-to-Hand Swing)

러시아군 한 분대가 몇 시간 동안 땅을 파고 있었다. 한 젊은 대원이 참지 못하고 분대장에게 언제 휴식을 취할 수 있냐고 물어보았다. "흙을 공중에 던지는 동안 쉬어라. 더 멀리 던질수록 휴식 시간은 길어진다." 분대장이 대답했다

"더 멀리 던질수록 휴식할 수 있는 시간이 길어진다."

이는 훌륭한 스윙을 위한 비밀이기도 하다.

둔근의 최대 수축을 통해 고관절을 펴서 케틀벨의 무게가 잠시 동안 느껴지지 않도록 만들어라. 서두르지 마라. 둔근의 힘을 유지한 채로 케틀벨이 공중에 떠 있도록 하라. 모든 스윙이 이와 같은 방법으로 이루어지지만, 공중에서 손을 바꾸는 H2H 스윙은 특히나 이 점을 강조한다. 마스터 SFG 브렛 존스Brett Jones는 이를 '폭발시키고 띄우기pop and float'라고 부른다.

"폭발시키고 띄워라."

H2H 스윙을 통해 두 번째로 배울 수 있는 것은 '호를 길들이는 것taming the arc'이다. 각 스윙의 정점 자세에서 케틀벨을 놓고 반대쪽 손으로 바꿔 잡는다. 잘 되진 않을 것이다. 물체가 궤도 내에서 가속할 때 원심력에 의해 중심에서 멀어지려고 한다. 다윗이 골리앗을 굴복시킬 때 사용한 돌팔매질도 이 힘을 사용하였다.

케틀벨이 너무 멀리 벗어나지 않게 해야 한다. 이것이 롭 로렌스Rob Lawrence가 말한 '호를 길들이는 것'이다. 이는 어깨를 위로 올리는 것이 아니라 잔디 깎는 기계에 시동을 걸 때처럼 어깨를 뒤로 당기는 것을 통해 가능하다. 상완이두근을 이용해서 당기지 마라.

공중에서 손을 바꾸고 계속한다. 만약 손을 바꾸는 것에 실패했다면 케틀벨을 잡을 수 있는 유일한 방법은 손을 앞으로 뻗는 것이지만, 하지 마라. 케틀벨이 바닥에 떨어지도록 두어 허리를 보호하라. 그래야 다음 날에도 스윙을 할 수 있다.

"호를 길들여라."

H2H 스윙은 심플&시니스터 프로그램에 포함되지 않는다. 원암 스윙에 비해 그립의 힘이 적게 들기 때문이다. 이 스윙은 투암 스윙과 원암 스윙의 느낌을 똑같이 하기 위한 하나의 드릴일 뿐이다. '폭발시키고 띄워라. 호를 길들여라.'

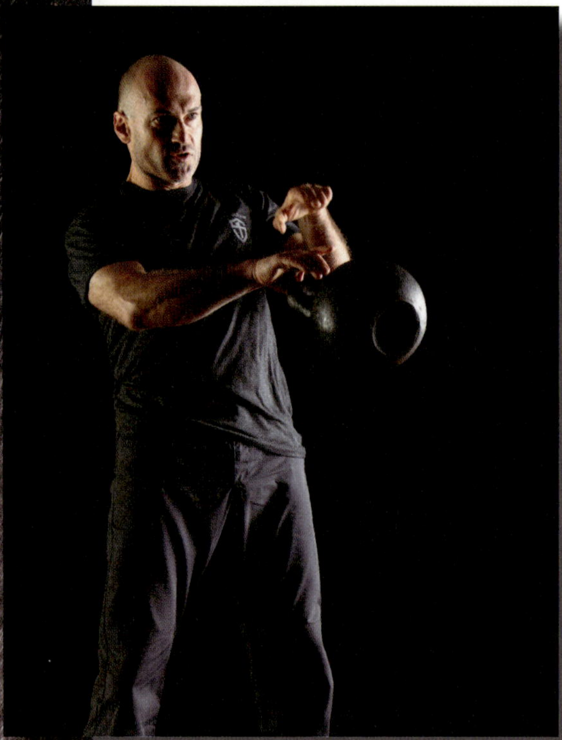

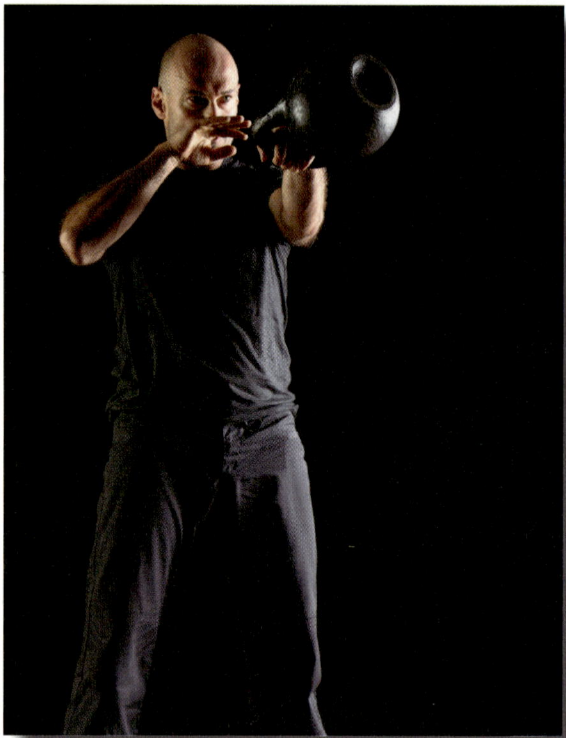

손을 관리하라

팔씨름은 블루칼라들의 경기이다. 참가자들은 보습, 각질 관리 등 메트로섹슈얼한 행동을 하는 것을 들키고 싶지 않을 것이다. 우리 클럽에서 중량급 최고 선수 중 한 명인 마티는 이 방법을 즐겨 사용했었다. 심판이 '시작!'을 외치기 전 상대 선수의 손을 잡자마자, 마티는 눈을 크게 뜨고 진지하게 말하곤 했다. "당신 손 정말 매끄럽고 부드럽군!" 그러면 상대 선수는 '시작!' 신호가 떨어지는 것과 동시에 폭소가 터진다. 웃게 되면 몸이 이완된다. 마티는 상대방을 눈 깜짝할 사이에 넘어뜨렸다.

그러한 심리전은 기르빅에게는 먹히지 않을 것이다. 남자 중의 상남자도 어쩔 수 없이 피부를 관리한다. 굳은살이 떨어져 피를 흘리는 것은 남자다움을 보여주는 것이 아니라 소중한 훈련 시간을 낭비하는 것이기 때문이다. 이를 피하기 위한 방법이다.

손잡이가 부드러운 품질 좋은 케틀벨을 구입하라.

훈련량을 점진적으로 늘려라.

초크를 남용하지 마라. 약간은 괜찮으나 너무 많이 사용하는 것은 피부를 벗겨지게 만든다.

스윙할 때 그립을 너무 세게 쥐지 않는다. 손가락으로 갈고리를 걸듯이 손잡이를 잡고, 손가락 바로 아래 부분의 굳은살이 찝히지 않도록 하라. 기술이 향상될수록 스윙 중 그립을 풀어주고 공중에서 다시 쥐는 방법을 찾게 될 것이다.

잠자리에 들기 전에 손에 보습 로션을 발라라. 부디 남성용을 바르기를….

굳은살이 두꺼워지도록 내버려두면 안 된다. 밤에 뜨거운 물에 손을 담궈 불린 후 도구를 사용해 벗겨내라. 너무 얇아지도록 벗겨내지 마라. 찝힐 것같이 튀어나온 부분만 제거해주는 것으로 충분하다. 그 후 '보습제'를 발라라.

굳은살이 떨어지거나 물집이 터질 것 같다면 다음 날까지 스윙을 하지 마라.

물집 관리 방법

크리스탄 하인즈Kristann Heinz(의학박사, SFG)

1. 물집을 발견하자마자 하던 것을 멈춘다. 터뜨리거나 찢지 않는다. 물집을 감싸고 있는 피부가 감염이 되지 않도록 막아주다.
2. 비누를 사용해 조심스럽게 씻는다. 씻을 곳이 마땅치 않다면 소독액으로 세척한다. 물집이 터졌다면 물로 씻는다. 케틀벨 훈련을 하다가 물집이 생겼다면, 페인트나 쇳가루가 물집 부분에 남아있을 수 있으므로 잘 씻어내는 것이 매우 중요하다.
3. 그다음 네오스포린이나 바시트라신과 같은 항생제 연고를 바른다.
4. 도넛 모양으로 면포를 잘라 물집을 보호한다. 약국에서 면포를 구입하여 물집보다 약간 큰 크기로 동그랗게 잘라 물집 주위에 댄다.
5. 물집 부분을 거즈로 덮고 저자극성 반창고를 붙인다. 이렇게 하면 상처 주변이 쓸리는 것을 방지할 수 있다. 매일 거즈를 갈아준다.
6. 잘 관리한다면 상처는 3~5일 이내에 치유된다.
7. 잘 낫고 있는지를 관찰한다. 물집 부분이 매우 빨개지면서 붓고 아프거나 고름이 생겼다면 감염된 것일 수 있다. 열이 나는지를 확인하라. 이 경우에는 의사로부터 피부감염 또는 봉와직염에 대한 항생제 처방을 받아야 한다.

굳은살이 뜯어져나갔을 경우에도 위와 같은 물집 관리 지침을 따른다.

헬스용 장갑을 끼고 있는 모습을 나에게 들키지 않는 게 좋을 것이다! 손가락 부분을 잘라낸 얇은 면장갑은 허용한다.

SFG 트레이시 "스윙퀸" 리프킨트Tracy "The Swing Queen" Reifkind가 제안하는 '삭 슬리브sock sleeves'도 좋다. 조금 두툼한 면양말을 구한다. 헌 양말은 발목이 부분이 늘어나 있으므로 새 양말이 좋을 것이다. 양말의 발목 부분을 5cm 정도, 손이 크다면 7.5cm 정도의 넓이로 잘라내어 삭 슬리브를 만든다. 이것을 손에 끼우면 스윙할 준비가 된 것이다. 항상 삭 슬리브를 착용해도 되고 훈련량이 많은 날에만 사용해도 된다. 겟업을 할 때는 착용하지 마라.

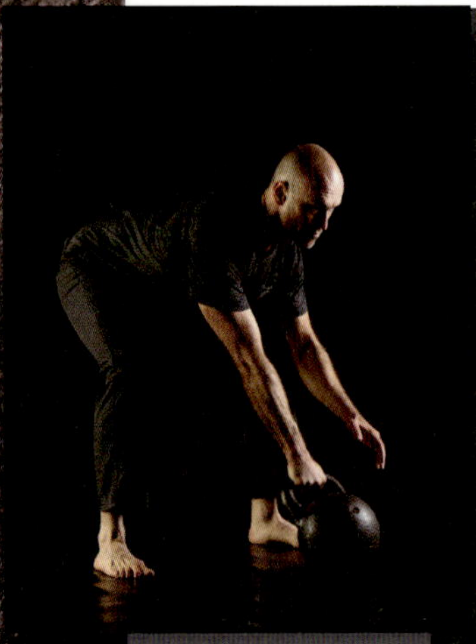

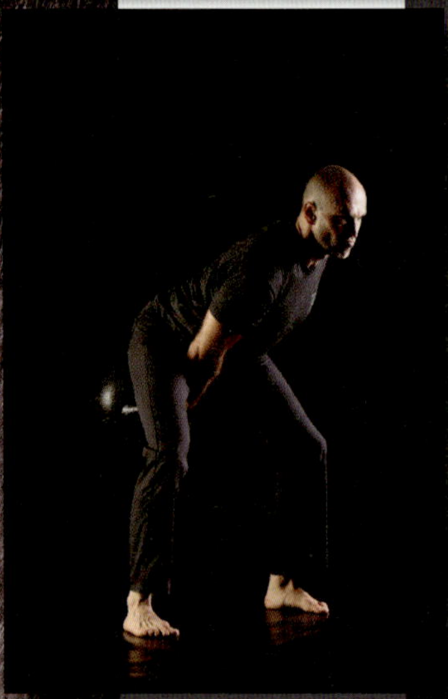

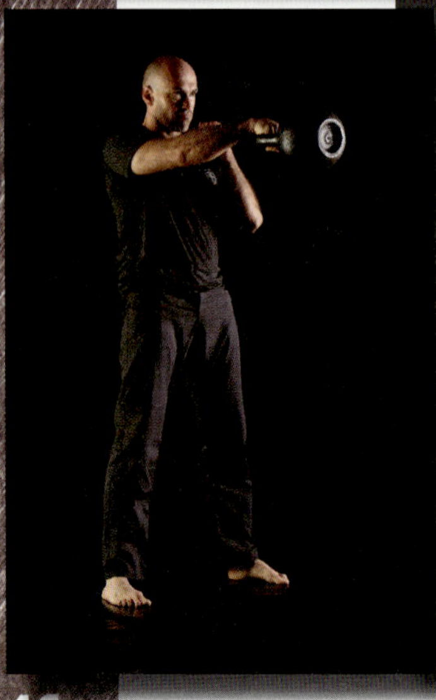

스윙 기준

과제:

원암 스윙

조건:

케틀벨을 다리 사이로 백스윙한 후 가슴 높이까지 올린다.

기준:

1. 허리는 중립 상태이다. 스윙의 아래 자세에서 목은 약간 신전되거나 중립 상태이다.
2. 발뒤꿈치, 발가락, 발볼 부분은 바닥에 닿아 있고, 무릎은 발끝 방향과 일치한다.
3. 스윙하는 쪽 어깨는 팩킹되어 있다.
4. 백스윙하는 동안 케틀벨 손잡이는 무릎 위로 지나가야 한다.
5. 아래 자세에서 스윙하는 팔은 완전히 펴져 있다.
6. 업스윙에서 무릎이 앞으로 나가지 않는다.
7. 스윙의 정점에서 몸은 일자가 되어야 한다.
고관절과 무릎은 완전히 펴지고 척추는 중립 상태이다.
8. 스윙의 정점 자세에서 케틀벨은 전완의 연장선 모양을 형성한다. 팔이 거의 펴져 있다.
9. 호흡은 내려갈 때 마시고, 올라올 때는 강하게 내쉰다.
10. 스윙 정점에서 복부와 둔근이 눈에 보이도록 수축한다.
11. 스윙 정점에서 케틀벨이 잠시 떠 있는 시간이 있다.

겟업 — 당신의 스트롱맨 스승

겟업은 무게를 들고 하는 요가이다.

— 그레이 쿡

전설에 의하면, 과거 스트롱맨들은 견습생들에게 겟업을 가르쳐주고 100파운드(약 45kg)로 겟업을 할 수 있게 되면 다시 찾아오라고 했다고 한다.

그 견습생들이 이 위대한 목표를 성취하기 위해 수개월 간의 연습을 통해 성취한 기술과 스트렝스는 수많은 퍼스널 트레이너들이 같은 시간 내에 이루어낼 수 있는 것보다 훨씬 뛰어날 것이다. 그리고 이 말은 전혀 과장된 것이 아니다.

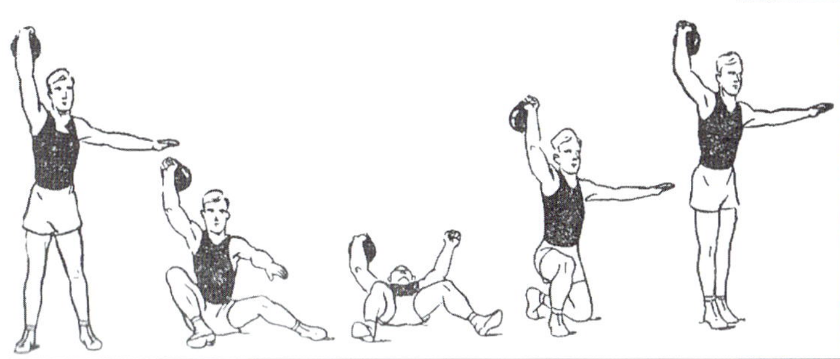

케틀벨은 1959년 아나톨리 카르람피예프Anatoly Kharlampiev의 삼보에 관한 교과서에 등장한다.

그 포부 가득한 스트롱맨은 어린 시절 성장기에 겪은 과정을 반복하게 될 것이다. 구르고… 팔꿈치를 대고… 무릎을 꿇고… 마침내 일어나게 된다. 처음에는 흔들리고 불안정하지만 결국 매 반복 횟수를 통해 자신감을 얻게 될 것이다.

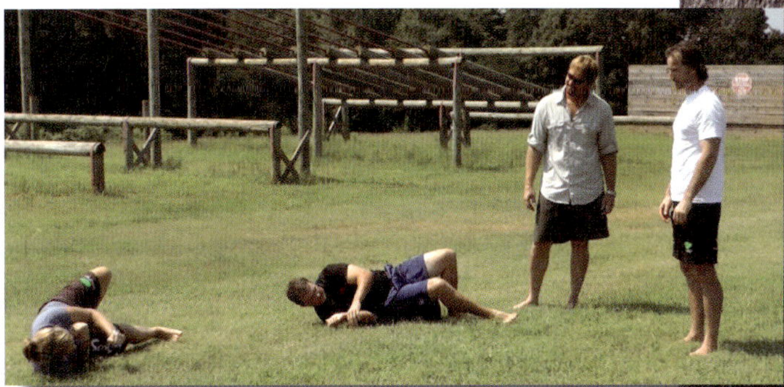

그레이 쿡이 겟업을 지도하고 있다.

나는 스티브 맥스웰에게 이 운동을 배웠다. 겟업은 최소 200년 넘는 역사를 가지고 있지만, 현대의 움직임 전문가들은 이 운동을 매우 뛰어난 기능성 운동으로 본다. 미해군 특수부대 및 미국 미식축구 리그팀 담당 물리치료사인 그레이 쿡은 이렇게 말했다.

> 터키쉬 겟업은 구르기, 무릎 꿇기, 일어나기, 뻗기 등의 원초적 움직임 패턴 훈련에 대한 완벽한 예시를 제시한다. 내가 만일 한 가지 운동만을 해야 한다면 터키쉬 겟업을 선택할 것이다.

스트롱맨 견습생이 마침내 70~100파운드(약 32~45kg) 겟업을 하게 되면, 그때 진짜 배움이 시작되는 것이다. 그레이 쿡은 "무거운 무게는 가르침을 준다"고 말했다. 거대한 공 모양의 쇳덩이를 머리 위로 올리고 있는 것만큼 물리학을 잘 가르쳐줄 수 있는 것은 없을 것이다.

당신은 손 또는 발의 정확한 위치를 본능적으로 알게 될 것이다. 그렇게 하지 않는다면, 상상에 맡기겠다.

"고중량은 가르침을 준다."

그 견습생은 아마 댄 존이 한 이 말에 대해서도 깨닫게 되었을 것이다. "몸은 하나로 이루어져 있다."

"몸은 하나로 이루어져 있다."

수많은 운동선수들이 이 중요한 교훈을 깨닫지 못한다. 그리고 승리하지 못한다. 겟업을 통해 당신은 이를 충분히 배울 수 있을 것이다. 단 50파운드(약 22.5kg)로 겟업을 해도 몸통의 모든 근육이 최대 활성화율의 100% 이상 사용된다고 한다. 고중량으로 겟업을 하라. 당신의 몸통은 그 누구보다 두껍고 탄탄해질 것이다.

겟업을 통해 '슈퍼 근육'인 광배근이 활성화되고, 다른 근육들과 어떻게 함께 작용하는지 배울 수 있을 것이다. 어깨 안정화근들 역시 무서울 정도로 강해질 것이다.

"안정화근은 더 강해질 수 있는 역학적 이점을 제공한다"라고 그레이 쿡은 설명한다. '이것이 겟업이 당신을 더 강하게 만들어주는 방법이다.'

"안정화근은 더욱 강해질 수 있는 역학적인 이점을 제공한다."

많은 벤치프레스 훈련자들이 진지하게 겟업 훈련에 임한 후부터 벤치프레스 무게가 올라가는 현상을 보고 머리를 긁적였다. S&S 프로그램에 실질적으로 미는 동작이 포함되어 있지 않지만, 미는 힘이 향상되는 것을 기대할 수 있다. 이는 부분적으로 어깨 주변 근육들의 근비대에 기인한 것이다. 과학과 경험에 의하면 장기간의 등척성 수축은 근육을 크게 만든다.

이제, 우리는 겟업을 단계별로 배울 것이다. 마스터 SFG 카렌 스미스Karen Smith의 지도를 따르라.

팔꿈치까지 진행

오른손으로 겟업을 하는 것을 기준으로 설명한다. 등을 대고 누워 왼팔을 45도 방향으로 뻗어 바닥에 댄다. 왼다리도 왼팔과 평행하게 둔다.

오른팔을 펴서 주먹 위에 운동화 한 짝을 올려놓는다(떨어뜨리지 않도록 동기를 부여하기 위해 냄새 나는 것을 추천한다). 이 괴상한 방법은 무게를 들지 않고도 겟업의 움직임을 이해하도록 해준다. 운동화를 떨어뜨린다면 팔을 수직으로 유지하지 못했거나(이는 고중량을 들 수 있는 유일한 방법이다), 동작을 전환할 때 흔들렸다는 것을 의미하는데 이는 금기사항이다.

오른쪽 무릎을 구부려 오른발을 오른쪽 45도 방향으로 둔다. 뒤꿈치를 엉덩이와 너무 가깝게 두지 마라.

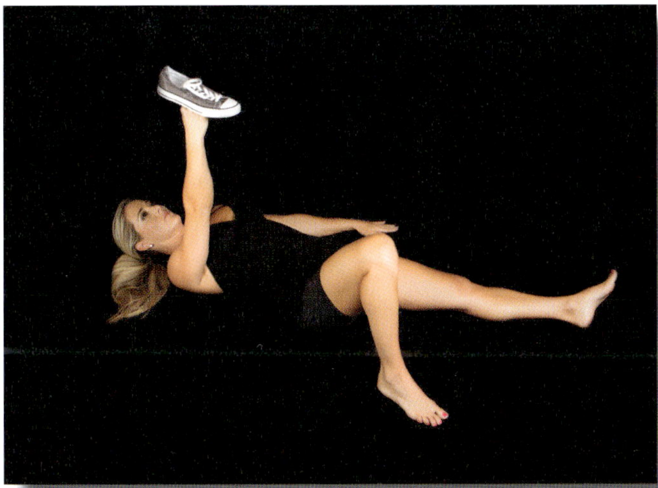

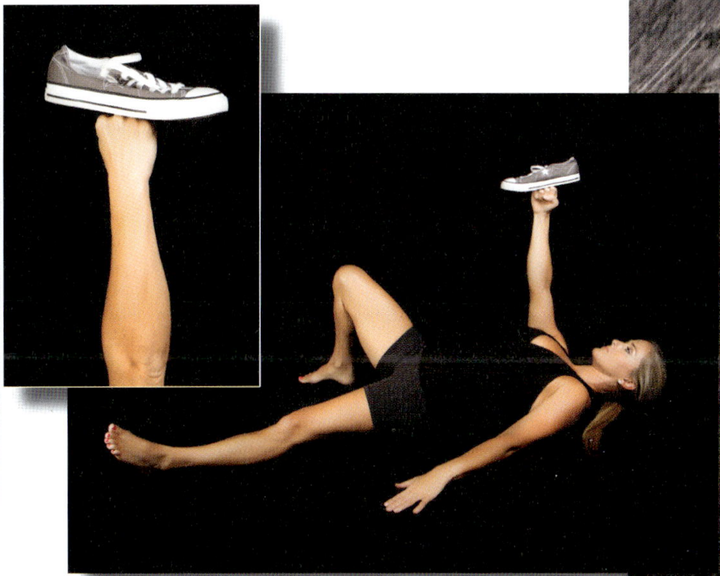

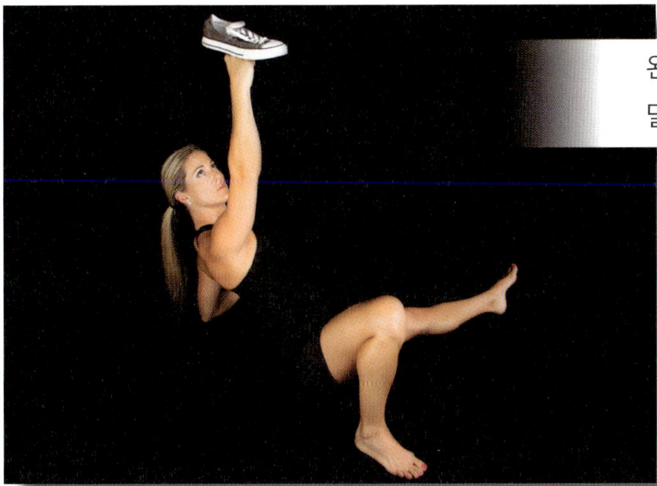

왼팔꿈치로 움직임의 중심을 잡으면서, 오른발로 바닥을 밀어내고, 왼팔꿈치를 기준으로 몸을 일으킨다.

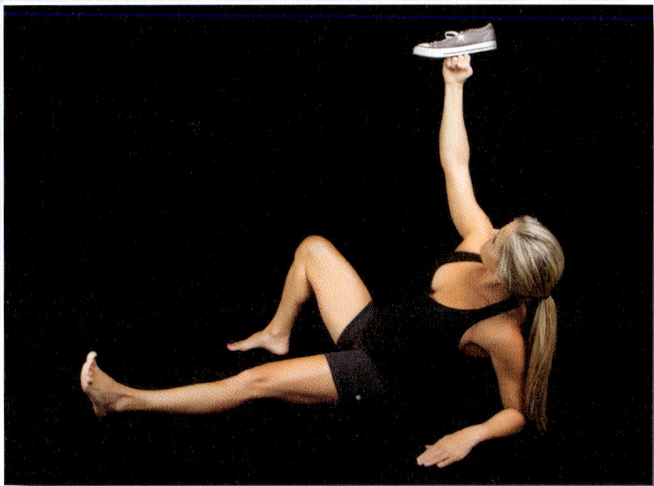

오른손목을 일자로 유지해라. 신발을 떨어뜨리지 않기 위해 손목을 신전하는 속임수를 쓰면 안 된다. 팔꿈치는 겟업을 하는 내내 편 상태를 유지한다.

이 움직임은 크런치나 싯업 동작이 아니다.

이 움직임은 '플랭크 된' 몸을 대부분의 중량(체중과 케틀벨의 중량을 더한)이 왼쪽으로 옮겨질 때까지 굴리는 것이다. 이때 왼쪽 팔꿈치와 전완이 지지한다.

이렇게 하기 위해서, 왼쪽 45도 방향을 보고, 오른발로 땅을 세게 밀어내도록 한다. 몸을 똑바로 일으키지 말고, 레그 드라이브를 사용하여 왼쪽으로 약 45도 방향으로 일으킨다. 신체 여러 부위가 같은 방향으로 향해야 한다.

- ✓ 눈 – 머리 방향을 따른다.
- ✓ 오른쪽 무릎(오른발이 바닥에 붙은 상태를 유지하면서),
- ✓ 명치 부위는 왼쪽을 향한다.

✓ 오른쪽 주먹 – "몸의 중심선을 지나는 동안 케틀벨을 움켜쥔다"라고 브렛 존슨은 지도한다.

✓ 왼발은 엉덩이가 왼쪽으로 회전하는 것에 맞춰 회전시킨다.

파이터들에게 있어, 위와 같은 사항들은 그들의 교차 역학을 떠올리게 할 것이다.

마스터 SFG인 파비오 조닌Fabio Zonin은 왼쪽으로 45도 움직이는 가장 첫 번째는 두 눈이고, 그다음으로 머리, 몸이 뒤따른다고 강조하였다.

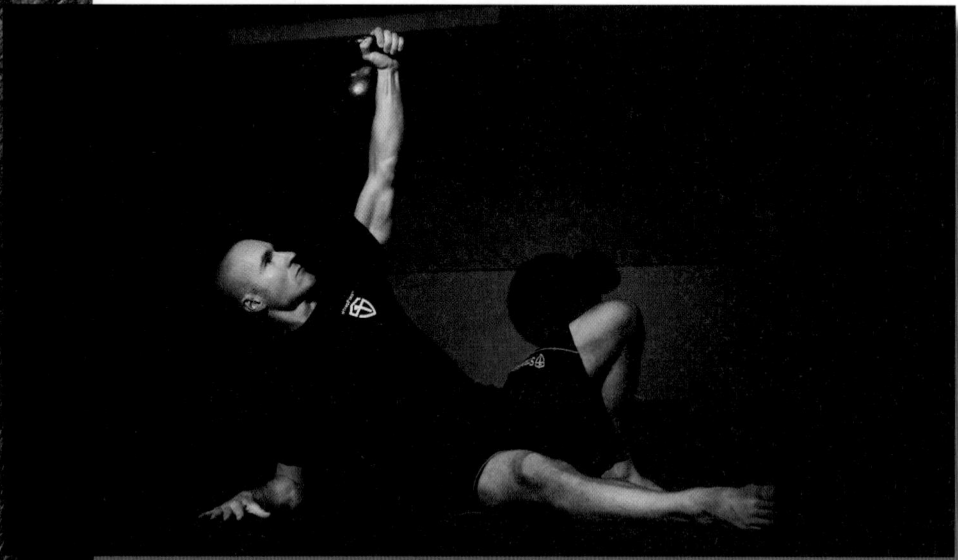

마스터 SFG인 파벨 마첵이 나를 대신하여 시범을 보이고 있다.

마스터 SFG인 파벨 마첵은 케틀벨이 갈 방향을 보고 있을지라도 오른쪽 눈의 코너 바깥을 응시하고 있을 필요가 있다고 이야기한다.

전 시니어 SFG인 마크 투미는 "바닥에 박은 발로 드라이브를 걸려고 할 때, 가슴은 반대쪽 방향으로 보낸다는 이미지를 그려라"라고 지도한다. '머리가 아니라, 가슴으로 리드한다. 이를 통해 목이 굴곡되고 다치는 것을 막을 수 있고 어깨에 공간을 만들 수 있을 것이다.'

물론, 위와 같이 한다면 왼팔에 많은 부하가 실리게 될 것이다. 만약 주의를 기울이지 않는다면, 흉곽이 무너지면서 왼쪽 어깨에 통증을 수반한 슈러그 움직임이 생길 것이다. 그러므로 왼팔에 부하가 실릴 때 왼팔꿈치와 전완을 강력하게 바닥으로 밀어넣도록 해야 한다. 가슴을 밀어내고 어깨는 귀로부터 아래로 내려야 한다.

이제 강한 자세로 앉을 수 있기 때문에, 마침내 오른쪽 무릎을 '열 수' 있을 것이다. 즉, 스쿼트를 할 때처럼 무릎을 밖으로 밀어내라.

이러한 지시사항들을 읽고 있을 때는 혼란스럽고 복잡하게 들리겠지만, 바닥을 밀어내고 수련을 시작한다면 무슨 말인지 알게 될 것이다.

전신을 단단하게 '플랭크'를 해야 한다는 점을 기억하라. 단단한 물체는 흐물흐물한 물체보다 움직이기 용이하다.

이제 자면서도 이 동작을 할 수 있을 때까지 5회 반복 세트로 수련하라. 올라가고 내려가는 움직임을 정밀하게 제어하라. 겟업 동작을 진행하는 과정에서는 숨을 참지 마라. 겟업은 음(陰)의 운동이다.

겟업에서의 이 단계는 고중량 케틀벨을 사용하게 되면 놀라운 복부 운동이 될 것이다.

손으로 지지하기까지 진행

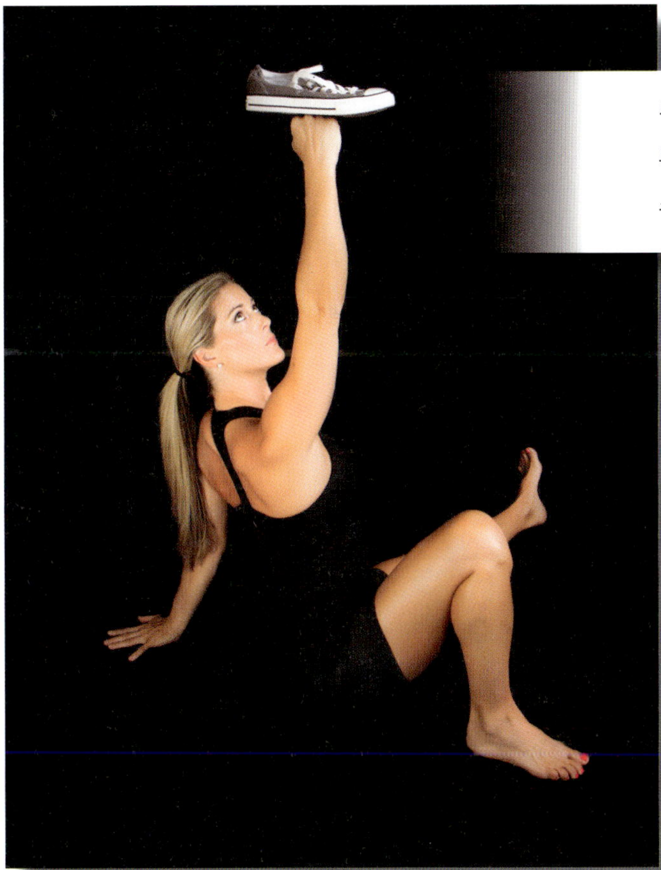

왼손을 시계 반대 방향으로 대략 90도 정도 돌리고, 손목에 무리가 가지 않고 어깨가 좀 더 강한 위치에 놓일 수 있게 어깨는 외회전시킨다.

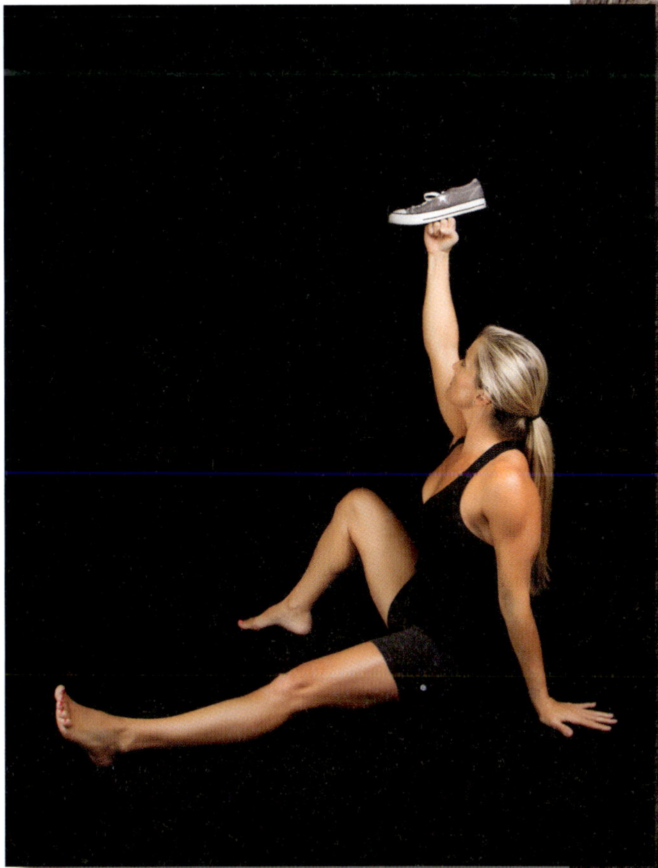

사람에 따라서 손의 위치를 뒤로 옮겨야 할 수도 있다. 자신의 신체 구조에 최적화된 손의 위치를 찾기 위해서는 다양한 시도를 해봐야 할 것이다. 다음과 같은 정신적인 실험이 도움이 될 수도 있다. "내가 100파운드(약 45kg)를 머리 위로 들고 있다면, 내 손이 어디에 위치해야 할까?"

팔꿈치를 펴고 가슴을 활짝 펴 일어내고 어깨를 안티슈러그로 내려 손바닥에 무게를 싣는다. 손바닥은 돌아가지 않게 고정한 채로 팔꿈치 안쪽은 가능한 앞쪽을 향하게 한다.

오른쪽 무릎이 안쪽으로 무너져 있다면 바깥으로 밀어 오른다리의 힘을 제대로 쓸 수 있도록 한다. 이렇게 하면 앉을 수 있는 공간이 생긴다. 척추를 길게 늘여 '톨싯tall sit' 자세를 취한다.

머리를 몇 차례 돌려본다. 지금뿐만 아니라, 겟업의 각 단계에서 머리를 돌려보는 것은 목이 이완되어 있고 어깨가 아래로 내려가 있는지 확인하는 데 도움을 준다.

팔꿈치를 조심스럽게 바닥에 내려놓으면서 위 동작을 반대로 실시한다.

기억하라. 이 단계에서는 시선이 케틀벨에 고정되어 있어야 한다.

런지까지 진행

런지 자세로 가는 데는 몇 가지 방법이 있지만 여기서는 '로우 스윕low sweep'을 사용할 것이다.

가부좌 자세로 앉을 때처럼 왼무릎을 구부리고 발뒤꿈치를 몸 쪽으로 가져온다. 왼다리를 쓸듯이 오른쪽으로 당겨올 수 있게 왼손바닥으로 바닥을 강하게 밀고 골반을 들어올린다. 왼쪽 무릎은 오른쪽 발뒤꿈치와 왼손 사이를 잇는 선을 넘어올 수 있게 가져와야 한다. 오른쪽 고관절을 옆으로 힌지하는 윈드밀 자세로 동작을 마치겠지만, 척추는 회전이 되어 있지 어느 방향으로도 구부러지지는 않는다.

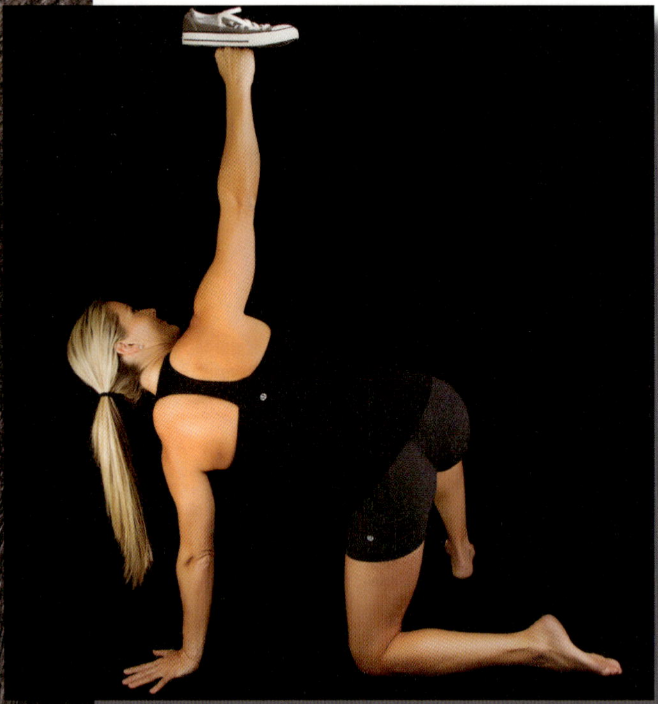

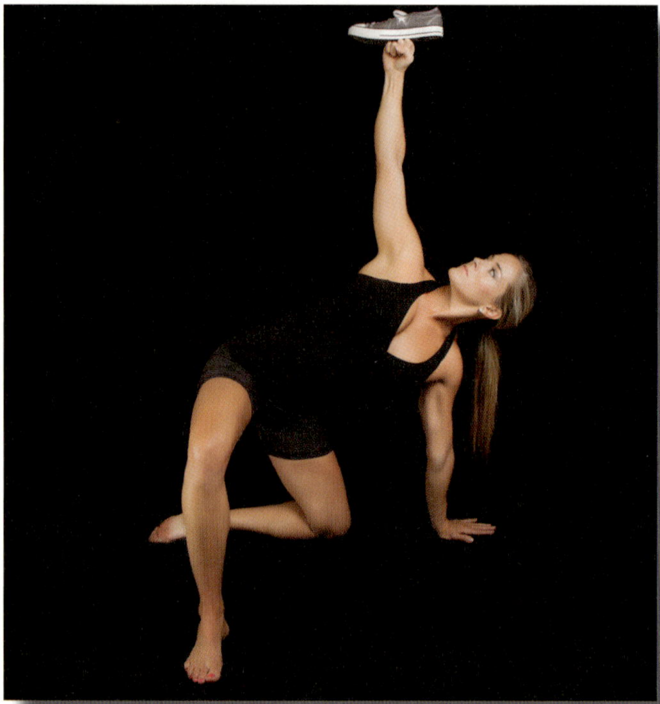

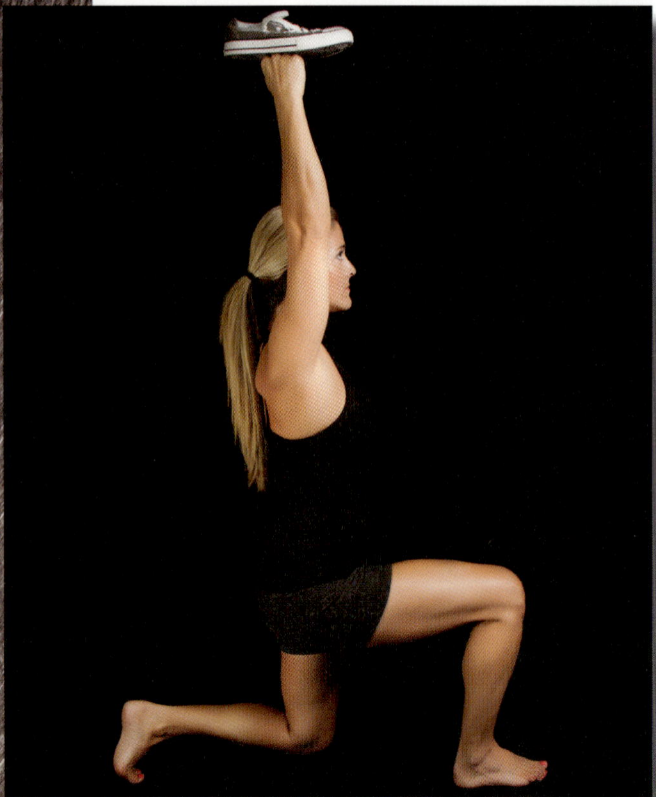

이제 몸을 바로 세우는 동시에 골반이 정면을 향하도록 한다. 오른쪽 둔근에 힘을 준다.

여기까지 오면 왼무릎이 왼쪽을 향하고 있는 런지 하단 자세가 된다. 이제 왼다리를 돌려 왼무릎이 정면을 향하게 하라. 왼쪽 발목을 배측 굴곡시키고 발가락과 발볼이 바닥에 닿게 한다. 이제 런지할 준비가 되었다.

여기서부터 시선을 앞쪽 멀리에 고정하고 같은 자세로 내려올 때까지 위를 올려다보지 않는다. 더 이상 케틀벨을 보고 있을 필요가 없다.

지금까지와 마찬가지로 완전히 이 동작에 익숙해지기 전까지 다음 단계로 넘어가지 않는다.

택티컬 겟업Tactical Get-Up

총기를 가지고 다녀야 하는 직종에 종사하는 전문가들은 상체를 세운 자세를 유지하면서 손을 최소한으로 사용하여 무릎을 꿇은 자세를 빠르게 만들어야 한다. 이들에게는 로우 스윕보다는 롤-업roll-up이 하프 닐링 자세로 가기 더 적합할 것이다.

일단 발을 로우 스윕 단계처럼 만들었다면 왼손바닥을 뒤로 미는 것과 동시에 양쪽 둔근에 힘을 주어 스윙할 때처럼 엉덩이를 앞으로 보낸다. 어깨를 사용하는 것으로 동작을 주도하지 않는다.

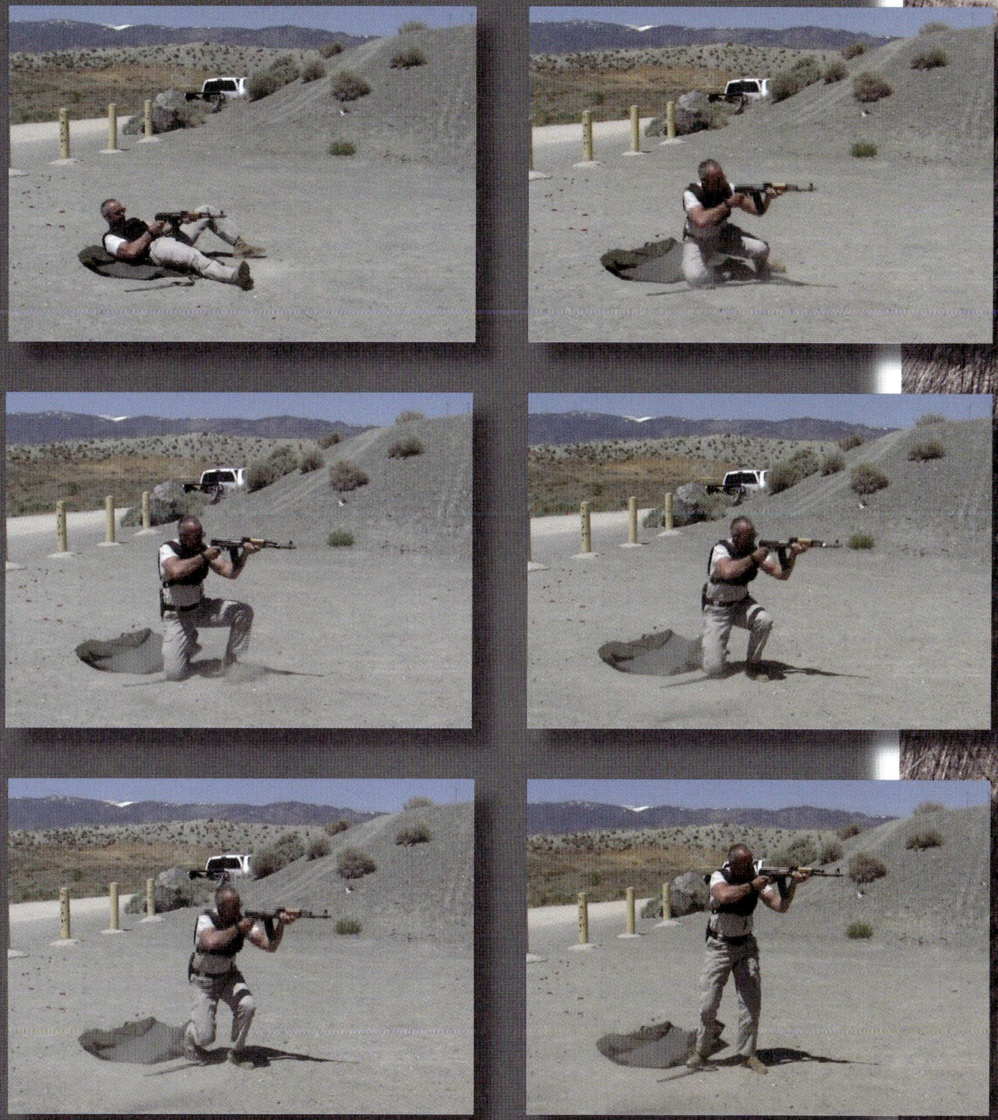

마크 투미Mark Toomey가 AKM과 80파운드(약 36kg) 중량 조끼를 입고 택티컬 겟업을 시연 중이다.

팔을 들지 않고 중량을 사용하지 않으면서 롤-업을 수련하라. 결국에는 손을 아예 쓰지 않고 일어날 수 있게 될 것이다.

이 방식으로는 로우 스윕만큼 어깨를 다양한 방향에서 훈련시킬 수 없지만, 롤-업을 하기 위해서는 들어 올린 팔을 수직으로 유지하기 위해서 윗등의 가동성이 상당히 많이 필요하다.

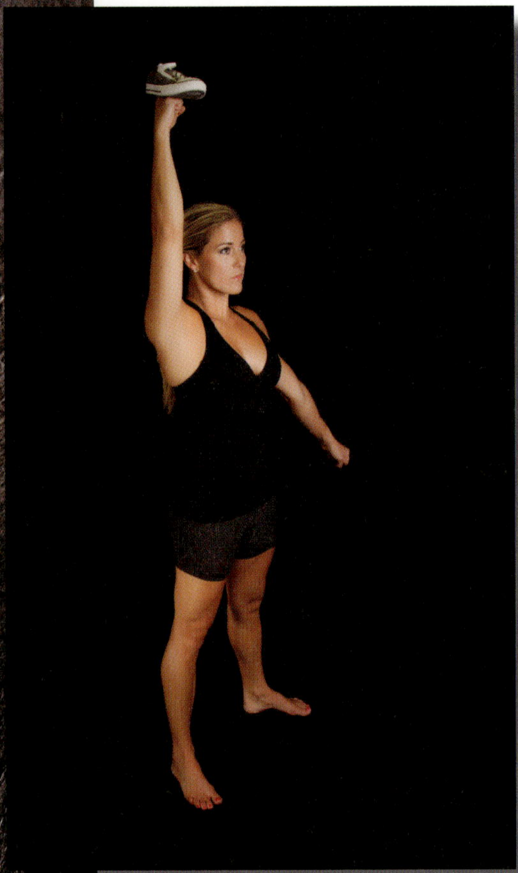

일어나기까지 진행

오른발은 엉덩이와 너무 가깝게 두지 않는다. 이렇게 하면 일어날 때 무릎을 앞으로 너무 많이 보내게 된다. 여러 번 반복하면서 가장 좋은 위치를 찾는다. 무릎의 안전을 위해 오른발의 뒤꿈치가 바닥에서 떨어지면 안 된다.

오른팔을 뒤로 가져와서 귀와 같은 위치에 있도록 만든다. 기합을 내고, 오른쪽 둔근에 힘을 주면서 일어난다.

일어날 때 두 무릎에 확실히 힘을 주도록 한다. 이렇게 하면 움직임을 통제하기 쉽다. 총기를 다루는 전문가들은 낮게 총을 쏘는 자세에서 움직일 때 이 방법을 기억해두면 좋을 것이다.

자신의 몸에 맞는 런지의 길이와 넓이를 찾기 위해 다양하게 실험해 보라.

내려가기

일어선 자세에서 누운 자세까지 겟업의 단계를 거꾸로 실시한다.

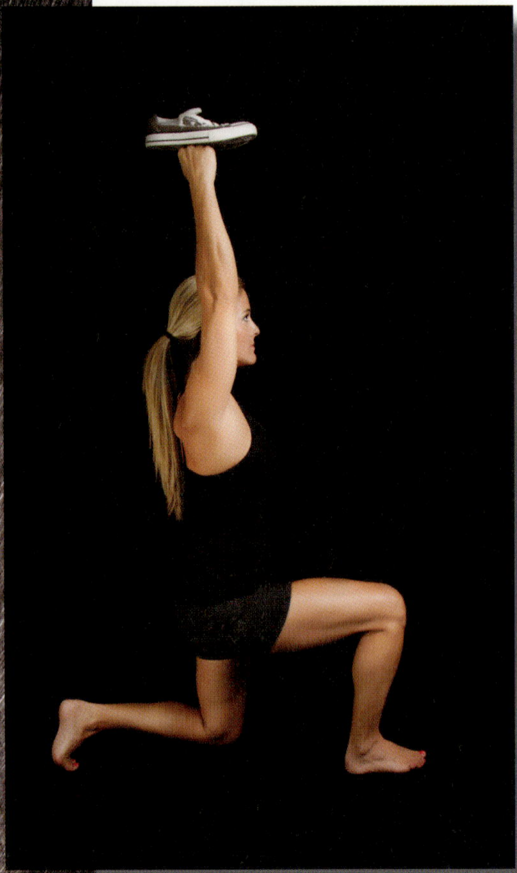

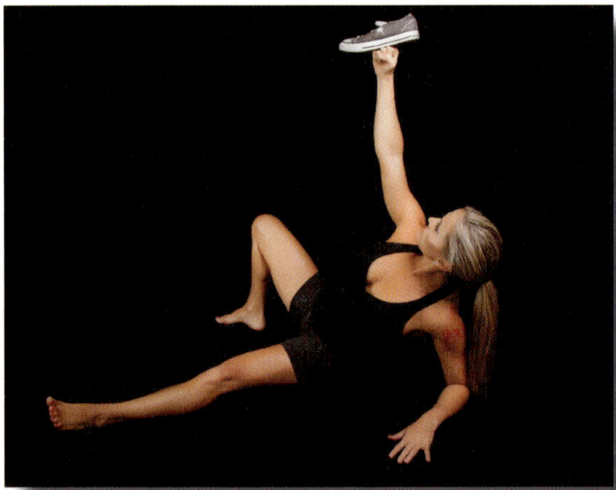

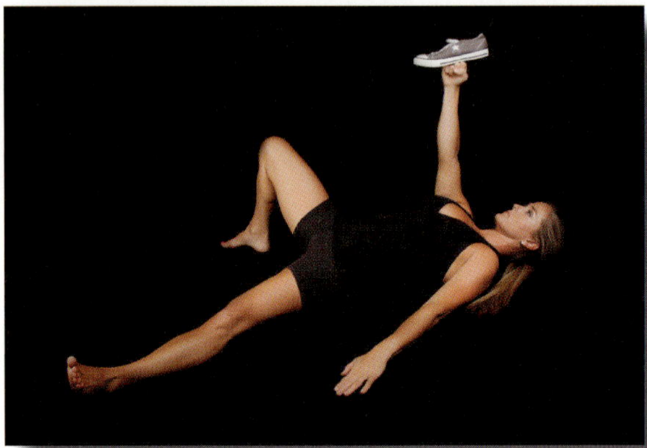

이 단계에서 도움이 될 만한 조언:

- 오른쪽에 무게를 실은 채로 왼발을 뒤로 뺀다. 줄타기 곡예를 하듯 움직이기보다는 스키를 타듯이 왼발을 일직선으로 뒤로 미끄러지듯이 오른발 뒤로 보낸다.
- 왼무릎을 부드럽게 바닥에 댄다. 가장 적합한 위치를 찾도록 연습한다.
- 왼무릎이 왼쪽을 향하도록 돌린다. 로우 스윕을 한 후 자세와 똑같은 자세이다.
- 왼손을 왼무릎과 같은 선상에 위치하도록 바닥에 댄다. 왼손을 몸통과 너무 먼 곳에 내려놓지 않는다. 이렇게 하면 왼쪽 어깨가 위험한 위치에 놓이게 되며 허리가 과신전될 수도 있다.
- 왼손을 땅에 짚을 때 겨드랑이에 힘을 주어 광배근을 활성화한다.
- 내려갈 때 오른쪽 팔꿈치가 구부러지지 않도록 주의한다. '내 몸이 케틀벨에서 멀어진다'고 상상하라.
- 바닥에 세게 부딪히지 마라.
- 너무 지친 상태이거나 새로운 무게를 시도해보는 중이라면 겟다운은 건너뛰어도 좋다. 양손으로 케틀벨을 가슴으로 내린 후 다리 사이로 백스윙한다. 손잡이를 양손 피스톨 그립으로 잡은 채로 스윙할 때와 마찬가지로 앞에 내려놓는다. 그럴 필요가 없다고 생각될지라도 양손을 이용해서 케틀벨을 내려라.

어떤 자세에서건 뭔가 이상하다고 느끼면 멈추고 수정하라.

테크닉을 점검하기 위해 겟업의 각 단계마다 다음과 같은 질문을 스스로에게 던져라.

"100파운드(약 45kg)짜리 케틀벨로 이렇게 해도 될까? 할 수 있을까?"

"겟업은 느린 운동이며, 어떠한 이유에서건 바른 위치에서 벗어나면 안 된다." 브렛 존스는 이렇게 말하였다. 케틀벨을 들었건 들지 않았건 간에 천천히 시간을 들여 수행해야 한다.

이 움직임을 완전히 자신의 것으로 만들 때까지, 각각의 단계와 전체 동작을 신발을 가지고 수련하라.

그러고 난 뒤, 케틀벨로 겟업에 입문하도록 하라.

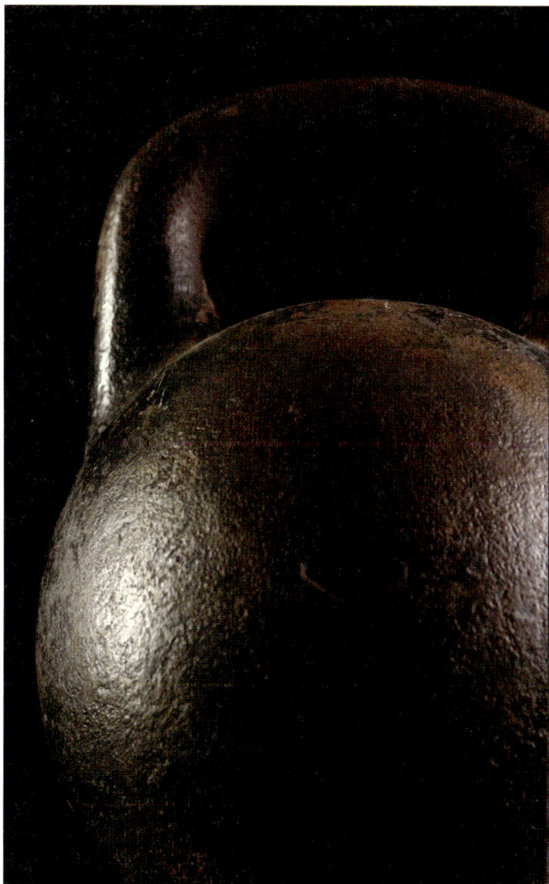

들고, 내려놓고, 손 바꾸기

오른편으로 눕고, 케틀벨을 흉곽 바로 앞에 둔다. 손잡이를 양손 피스톨 그립으로 잡는다. 오른손으로 손잡이를 잡고 썸리스 그립thumbless grip.을 사용하여 왼손으로 오른손을 감싸쥔다.

케틀벨을 아래 흉곽 쪽에 단단히 고정하고 몸을 굴러 등을 바닥에 대고 눕는다. 한 팔 또는 두 팔을 이용하여 케틀벨을 밀어 올린다.

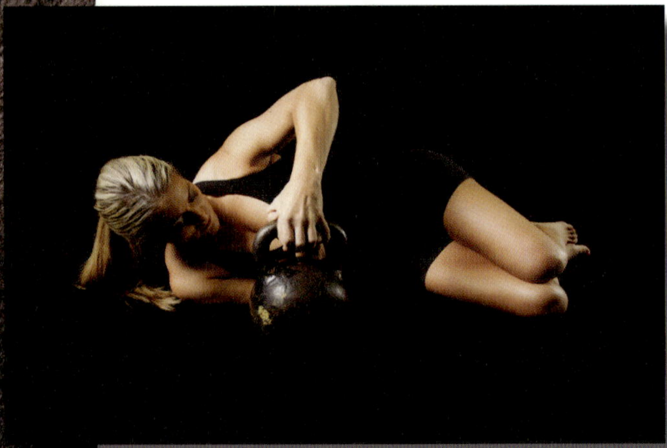
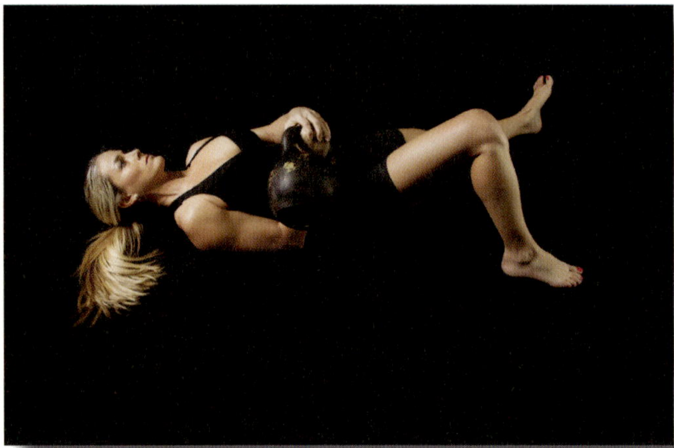

손잡이를 적당히 세게 잡는다. 굳은살이 생기는 부분과 평행하도록 손잡이를 잡고 엄지로 손잡이를 감는다. 펀치를 날릴 때처럼 손목은 일자를 유지한다. 손목이 뒤로 꺾어지면 싸움을 한 번도 안 해봤다는 것을 증명하는 것이다.

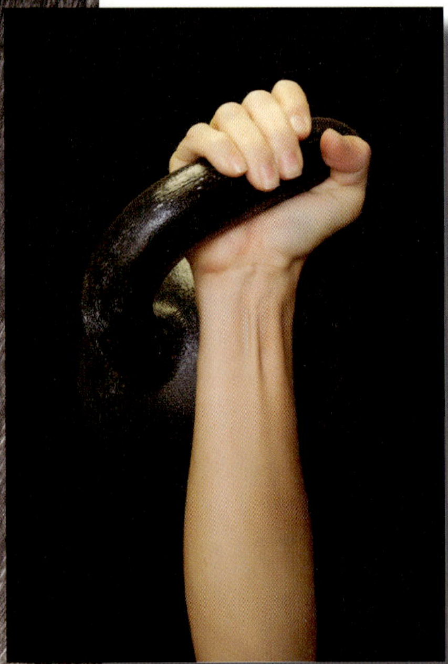
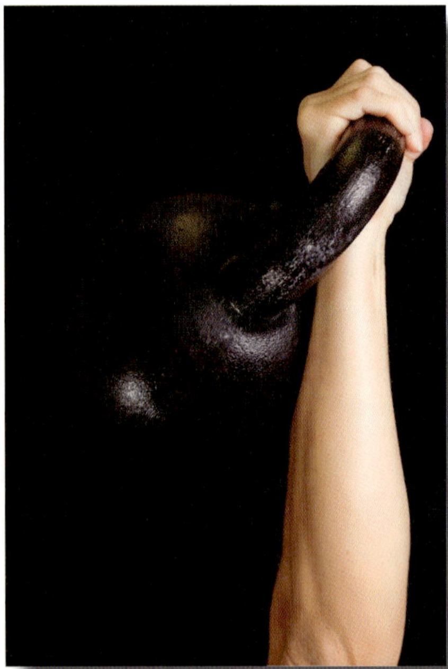
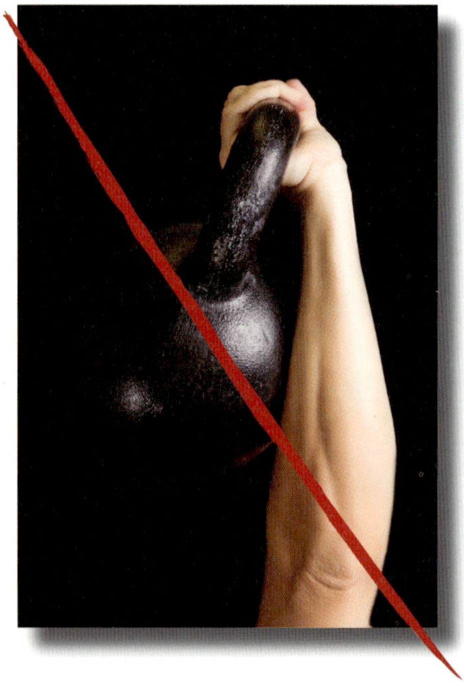

케틀벨을 내려놓을 때는 위의 과정을 반대로 실시한다.

손을 바꿀 때는 누워서 하프-헤일로half-halo를 하거나 일어나 앉아서 몸의 위치를 바꾼다. 케틀벨을 가슴이나 얼굴 위로 넘기지 않는다.

앞을 보라고 가르친 단계를 제외한 모든 단계에서 시선은 케틀벨에 고정한다.

숄더 패킹Shoulder Packing

겟업의 목적은 단순히 중량을 오버헤드로 들고 일어나는 것이 아니라, 이를 완벽한 어깨 역학을 유지하면 해내는 것이다.

어깨는 '팩킹'이 된 상태에서 가장 강하고 회복탄력성resilient(충격이나 부상에 대해 회복할 수 있는 능력)이 있다. 팩킹이란 어깨가 내려가 있고 소켓에 쏙 들어가 있는 상태를 의미한다. 숄더 팩킹을 배우기 위해선 다음과 같이 한다. 오른팔을 오버헤드(머리 위)로 들고 팔꿈치를 구부려 손이 등 중간에 오게 한다. 왼손으로 팔꿈치가 움직이는 것을 막고 오른팔을 머리 위로 바르게 편다. 어깨가 거북이 목처럼 몸속으로 들어가는 것을 알 수 있을 것이다.

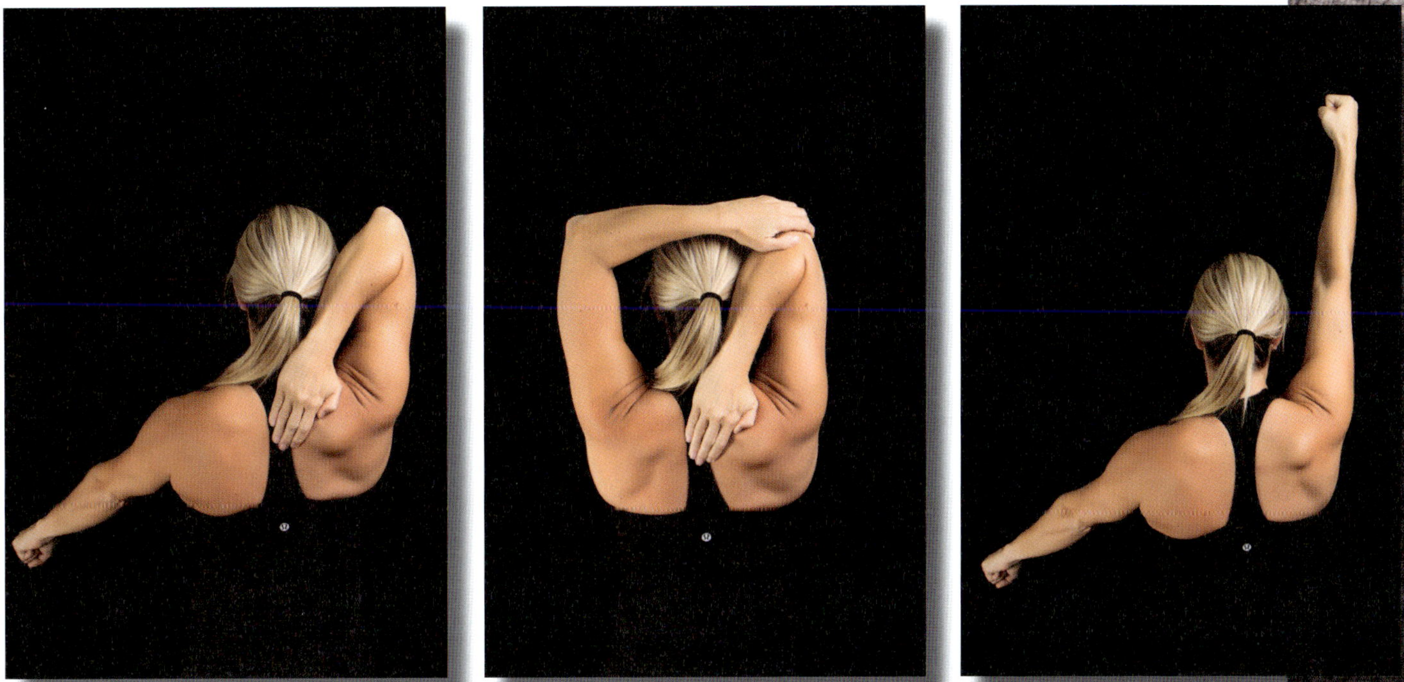

겟업을 하는 동안에 팔꿈치는 계속해서 펴진 상태를 유지해야 한다. 팔꿈치의 안전을 위해서가 아니라 어깨를 위해서이다. 팔꿈치가 구부러지면 팩킹이 풀리게 된다. 완전히 펴진 팔꿈치가 파워의 원천이라고 상상하라. 에너지를 전완을 통해 케틀벨로 향하게 위로 보내고 어깨 쪽으로 아래로 보낸다. 동시에, 팔은 케틀벨 쪽으로 '점점 길어지게' 하고, 어깨 소켓 방향으로 강하게 누른다.

팔꿈치를 바르게 편 상태를 유지하는 것은 쉽지 않다. 게으름 피우지 마라.

왼쪽 어깨도 반드시 팩킹이 되어야 한다. 이는 어깨가 귀에서 멀어지도록 아래로 내려간 상태를 말한다. 데드리프트 부분의 숏스톱 드릴에서 안티슈러그의 개념을 되새겨라.

어깨를 팩킹하는 방법을 깨닫고 그 힘을 기른다면 총알도 뚫지 못할 강한 어깨를 가질 수 있다.

방패 뒤에서 호흡하라

겟업을 하는 동안은 몇몇 가라테 유파에서 가르치듯이 '방패 뒤에서 호흡하라.' 등을 대고 바닥에 누워 무거운 사람이 내 배 위에 앉아 있거나 서 있다고 상상해보라. 으스러지지 않기 위해 복부를 단단하게 만들고 그 '방패' 뒤에서 호흡을 해야 할 것이다. 이러한 호흡은 얕게 쉬어야 하는데, 깊은 호흡을 하게 되면 방패가 무너지기 때문이다. 특히, '방패 뒤에서 호흡하기'는 산소의 흐름을 유지하면서 숨을 참는 것과 연관된 높은 체간 안정성을 가능하게 한다.

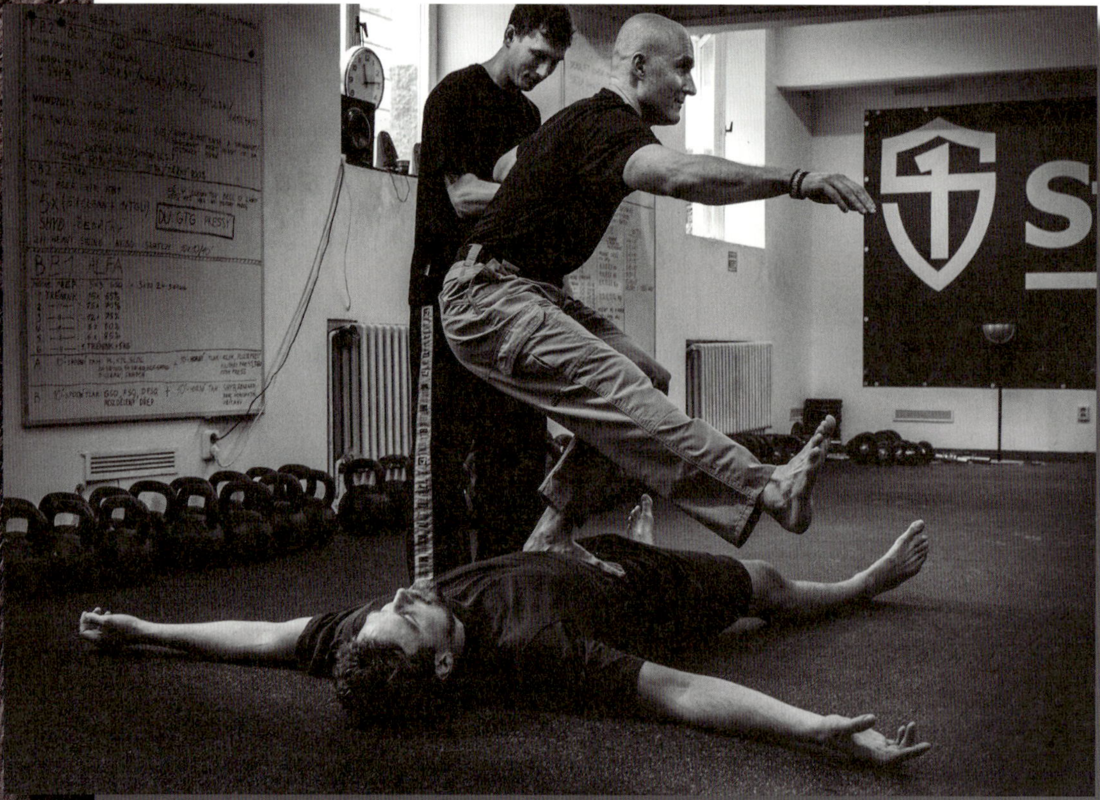

파벨 마첵이 '방패 뒤에서 호흡하기'를 설명하고 있다.

그레이 쿡은 다음과 같이 주장한다. "목표는 좋은 폼을 가지는 것이지만, 거기에서 멈추면 안 된다. 정렬을 만들고 물체를 들어올릴 수 있어야 한다."

**정렬을 만들고
물체를 들어올릴 수
있어야 한다.**

겟업 기준

과제:

겟업

조건:

등을 바닥에 대고 누워 양손으로 케틀벨을 잡아 한 손 또는 양손으로 밀어 올린다. 케틀벨을 든 팔을 펴고 수직으로 유지한 채 로우 스윕으로 천천히 일어난다. 반대쪽 팔로 바닥을 밀어 보조한다. 천천히 움직임을 거꾸로 실시하여 선 자세에서 누운 자세로 돌아온다.

기준:

1. 양손을 이용하여 케틀벨을 바닥에서 들어올려 플로어 프레스 시작 자세를 만들고, 내려놓을 때도 양손을 사용한다.
2. 케틀벨을 든 쪽 손목은 중립을 유지한다.
3. 케틀벨을 든 팔의 팔꿈치는 완전 펴져 있고 어깨는 팩킹되어 있다.
4. 반대쪽 팔 어깨는 슈러그 동작으로 올라오지 않도록 한다.
5. 로우 스윕 및 런지에서 일어날 때 그리고 반대로 내려가는 동작을 할 때 케틀벨을 들고 있는 쪽의 발뒤꿈치는 바닥에 고정되어 있어야 한다.
6. 하프닐링 자세로 내려올 때 무릎은 바닥에 살며시 댄다.
7. 케틀벨을 들고 있는 팔은 수직 또는 거의 수직을 유지한다.*
8. 런지 시작 자세에서부터 목은 중립을 유지한다.
9. 정점 자세에서 무릎은 완전히 펴져 있고 허리는 과신전되지 않는다.

자세 전환 시 덜컹거림 없이 부드럽게 움직인다.

* 가벼운 중량에서는 수직을 유지할 수 있으나 중량이 커질수록 완벽한 수직을 만들지 못할 수도 있다. 케틀벨은 무게중심에 약간의 편향이 있는데, 이에 따라 케틀벨이 무겁고 클수록 무게중심이 주먹으로부터 멀어진다. 결과적으로 케틀벨의 크기가 커짐에 따라, 팔에 완벽하게 중량을 싣는다고 할지라도 지면과 수직을 유지하기 어려워질 것이다. 심플 사이즈의 케틀벨로 나아갈수록 이러한 점을 깨닫게 될 것이다.

PART II: 심플Simple

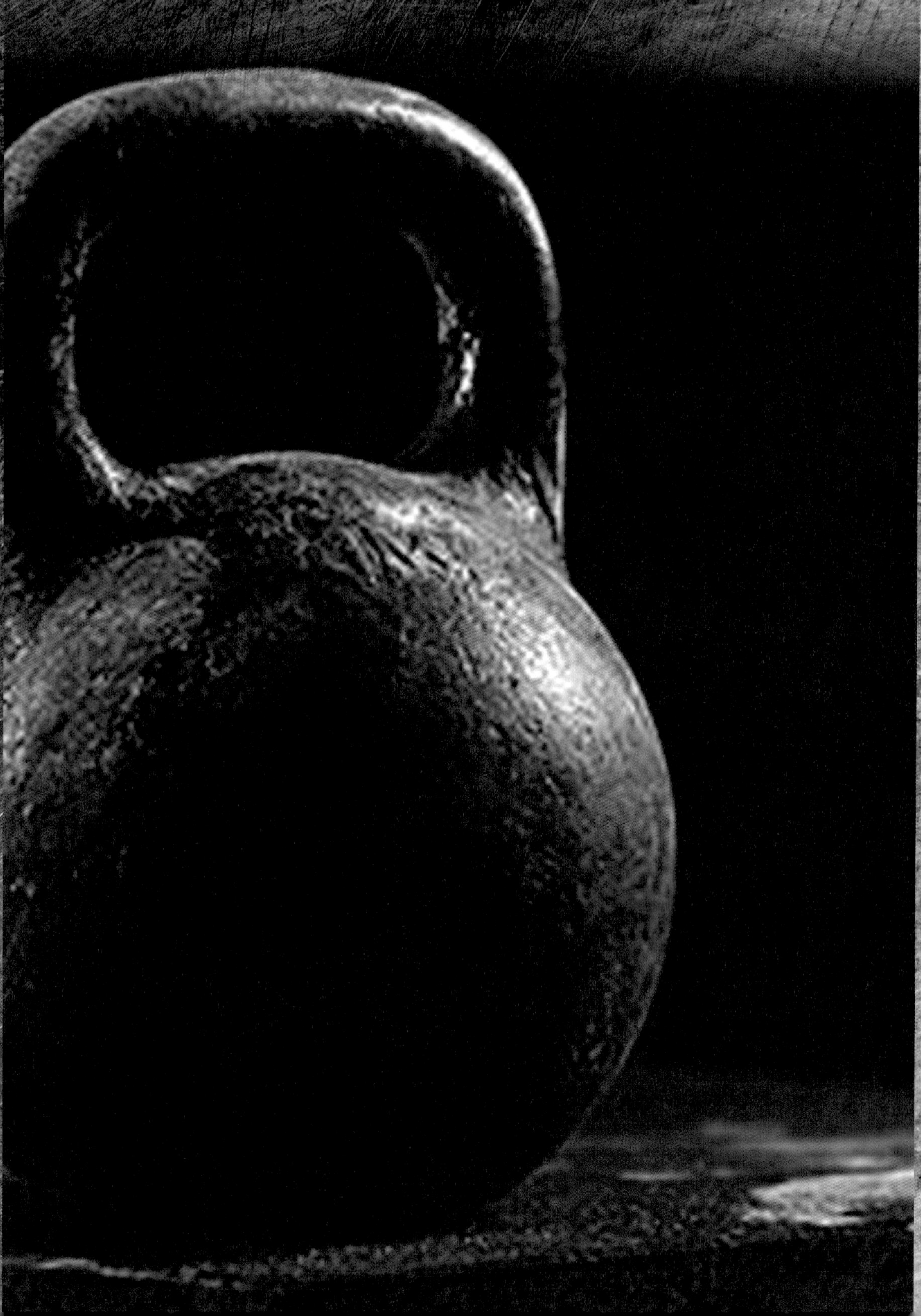

프로그램 미니멈 개정판

니켈 도금된 시시한 권총은 버리고 '글락'을 써라.

— 미국 경찰 토미 리 존스Tommy Lee Jones

글락Glock은 총기를 사용하는 전문가들의 선택을 받으면서 동시에 초심자에게 추천되는 최고의 권총이다.

1980년대 오스트리아 군에서 제2차 세계대전 시대의 구식 권총을 대체할 권총을 찾는다고 공고를 발표했다. 가스톤 글락Gaston Glock은 총기에 대한 경험이 없는 기술자였으나 자신의 운을 시험해보기로 결심하였다. 몇몇 대령들은 '커튼봉이나 만들던 사람'이 무슨 가능성이 있겠느냐고 코웃음 쳤다. 글락은 화가 나서 일에 착수했다. 그는 자신의 견본을 시험 발사할 때 왼손으로 했다고 한다. 그렇게 하면 총이 폭파해도 오른손으로 개발을 계속할 수 있기 때문이다.

결국 이 아마추어는 전문가들이 틀렸다는 것을 증명했다. 무엇이 가능하고 불가능한지에 대한 전문가적 지식에 구애받지 않았기에 글락은 다른 경쟁자들에 비해 훨씬 적은 부품을 쓰는 단순하면서도 사악한 도구를 개발했다. 그다음은 역사가 되었다. 오늘날 글락은 전체 미국 법 집행 기관의 3분의 2, 그리고 셀 수도 없는 전 세계 수많은 기관과 개인이 사용하는 세계에서 가장 인기 있는 권총이 되었다.

프로그램 미니멈(PMProgram Minimum)은 글락 권총과 마찬가지로 초심자와 숙련자뿐만 아니라 그 중간에 있는 어느 누구에게도 완벽한 프로그램으로 고안되었다. PM 또한 글락 권총처럼 외부인에 의해 개발되었다.

보스턴 출신의 스티브 바카리Steve Baccari는 전기공이자 격투가이며 우연히 스트렝스 코치가 된 사람이다. 바카리는 다행스럽게도 멍청이들이나 소위 전문가들의 말을 곧이곧대로 받아들이지 않았다. 그는 거창한 말이 아닌 오직 결과만을 증거로 받아들였다.

정규 체육 교육과정을 받지 않은 이 남자는 '횡단면'이니 '크렙스 회로'니 하는 전문 용어로 과시하는 많은 사람들과는 다르게 과학적 방법론을 이해하고 있다. 그는 변수들을 엄격하게 제한하고 한 가지 변수를 추적하면서 나머지 변수들은 일정하게 유지하는 방법을 사용한다. 유사한 능력을 가진 파이터들을 두 그룹으로 나누고 특정 기간 동안 한 가지 변수를 제외하고는 동일한 훈련을 시키곤 한다. 무엇이 더 효과가 있는지에 대한 증거는 링에서 결과로 증명되는 것이다.

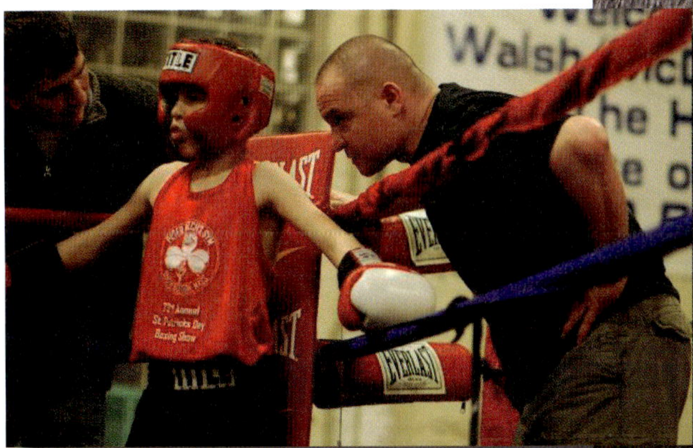

성 패트릭의 날 복싱 대회에서
어린 피터 웰치Peter Welch 선수의 코너의 스티브

나는 스티브의 지하실에서 수십 년간 기록한 공책들이 쌓여 있는 것을 보았다. 이 직업에 종사하는 동안 그는 모든 것을 시도해보았으며 효과가 없는 것은 무자비하게 제거했다. 그의 엄격하고도 비정통적인 정신으로부터 최초의 프로그램 미니멈이 탄생했다.

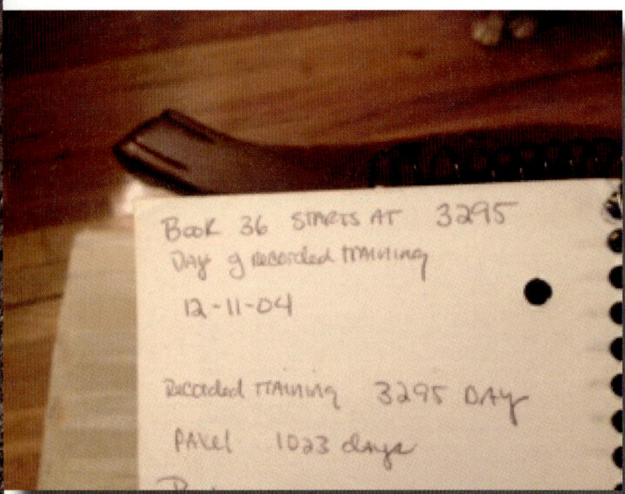

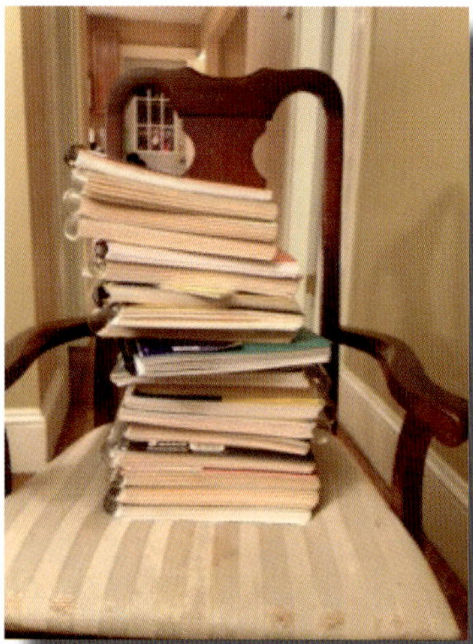

미치광이 과학자의 공책들.

PM은 오직 두 가지로 이루어져 있다. 스윙과 겟업이다. 바카리의 경험 그리고 그 후 수많은 이들의 경험에 의하면 이 두 운동이 케틀벨 훈련자들에게 가장 효과가 좋았다.

글락 권총과 마찬가지로 PM 개정판은 역시 훌륭하지만 더욱 정제된 버전이다.

먼저 훈련 프로그램에 대해 이야기하고, 다음으로 그 뒤에 깔린 이유들을 설명할 것이다.

증명되고, 파워풀하며, 완벽한

여러분은 우리의 좌우명을 알고 있다. "우리는 혼자서는 결코 충분히 잘하지 못한다."

— 공상 과학 소설, 『로드마크』의 작가 로저 젤라즈니Roger Zelazny

가장 최신의 케틀벨 훈련인 프로그램 미니멈은 F-16 전투기의 최신 모델의 수식어로 가장 잘 설명된다. "증명되었고, 파워풀하며, 완벽하다."

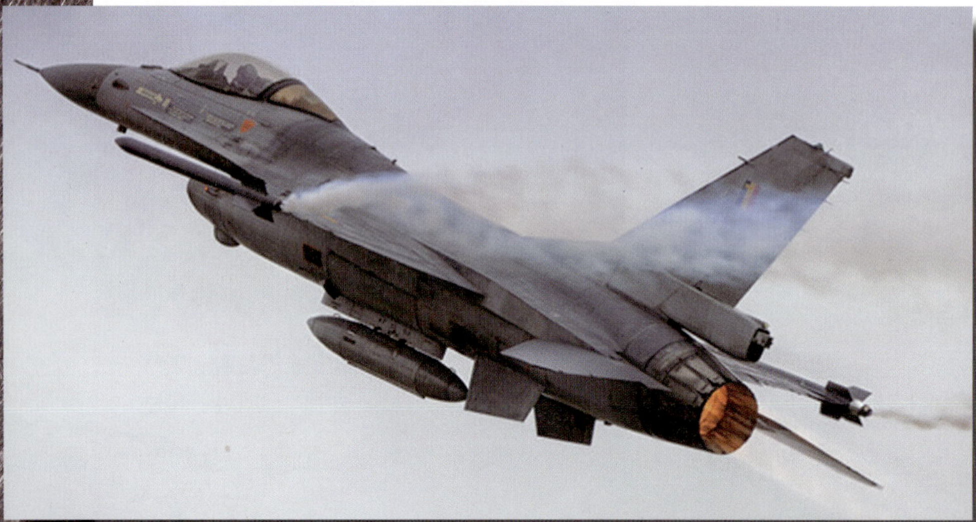

F-16. "증명되었고, 파워풀하며, 완벽하다."

기본적인 스윙과 겟업 기술에 대해 익숙해졌다면, 다음과 같이 훈련 계획을 세워본다. 매우 간단히 할 수 있다. 양치질과 마찬가지로, 각 운동을 10세트씩 하는 것이다. 모든 관심은 기술과 파워에 집중하고, 이 워크아웃을 분석하고 어떻게 바꿀지 계획하는 것 따위는 신경 쓰지 마라. 궁극의 테크니션이 될 수 있는 절호의 기회로 삼아라!

주간 계획

거의 매일 훈련하도록 한다. 단, 몸 상태나 스케줄에 따라 가끔 쉬는 날도 있을 것이다.

S&S는 고부하high-load 스트렝스 훈련을 따르거나, 스포츠 특화 훈련에 중점을 둬야만 하는 경우, 또는 육체적인 스트레스 강도가 높은 직업인 경우라면 일주일에 2~3회 정도 하도록 한다. 다만, 일주일에 5~6번 S&S 프로그램에 집중하는 기르빅이나 기르비쉬카와 같은 속도로 진행하기는 어려울 것이다.

일일 계획

하루 중 어느 때든지 훈련하여도 된다.

훈련은 먼저 모빌리티 운동들을 3써킷으로 수행한다. 프라잉 가블릿 스쿼트, 힙 브릿지, 헤일로.

선택 사항으로, 신발이나 가벼운 케틀벨로 매우 느리면서도 정확성에 집중하여 다음과 같은 방법을 사용할 수 있다. 움직임의 홈을 파는 것이다. 완전한 겟업을 하는 대신, 겟업의 특정 단계를 선택하고(예: 바로 누운 자세에서 팔꿈치까지 진행) 이를 갈고 닦는 것이다. 겟업 움직임들을 분해하고 다시 조립한다. 이는 워밍업이 아니라 수련의 일환으로 여겨라.

이제 그날 정한 스윙과 겟업을 수행한다.

훈련 마무리는 90/90, 그리고 QL 스트래들과 같은 스트레칭으로 한다. 만약 풀업 바를 구비하고 있다면 매달리기를 하는 것도 좋다.

스윙 훈련

항상 스윙 100회를 한다. 10회 반복 10세트.

2번째, 혹은 3번째 훈련일마다 매번, 원암 스윙과 같은 크기의 케틀벨 또는 케틀벨들을 사용하여 투암 스윙을 한다. 이때 하는 투암 스윙은 능동적인 휴식의 개념으로 생각하다. 소련의 올림픽 역도계에 권위 있던 아나톨리 체르냑Anatoly Chernyak 교수는 다루는 중량을 줄이고 파워에 중점을 두는 것이 '몸의 회복 과정에 유리한 조건을 만든다'는 것을 발견하였다. 다루는 중량은 그대로지만 투암 스윙이 원암 스윙보다 훨씬 쉽다. 이때는 폭발력을 최대화하고 각 반복의 탑 자세에서 케틀벨을 오래 띄우는 것에 집중한다.

쳐지기 시작하면 주저하지 말고 양팔 스윙으로 전환하여 정신력과 그립력에 휴식을 주면서 동시에 다양한 이점들을 누리도록 하라.

비록 매일 에너지가 넘쳐난다고 할지라도, 적어도 세 번의 세션마다 투암 스윙을 하도록 하라.

원암/투암 스윙 순환 스케줄 예시							
주	월	화	수	목	금	토	일
1	1	2		1	1	2	
2	1	1	2	1	2	1	
3	1	2	1	2	1	2	
4	1	1	2	1	1	2	

스윙의 반복수를 셀 때는 케틀벨이 올라갔을 때 숫자를 세는 것만 하고 팔이 무엇을 하는지는 신경 쓰지 않는다.

따라서 원암 스윙 날에는 10L—휴식—10R—휴식을 5차례 한다. 투암 스윙 날에는 10T×10이다. 'L', 'R', 'T'는 각각 '왼팔', '오른팔', '투암'을 의미한다.

세트 수									
1	2	3	4	5	6	7	8	9	10
원암 스윙 데이									
10L	10R	10L	10R	10L	10R	10L	10R	10L	10R
투암 스윙 데이									
10T	10T	10T	10T	10T	10T	10T	10T	10T	10T

원암 스윙을 하는 경우, 시간이 걸리더라도 강력하고 능숙한 스킬로 10×10 스윙을 할 수 있는 중량을 선택한다. 이 무게를 'S'라고 부른다.

10번 반복하고, 케틀벨을 착륙park시키고, 휴식을 취한다.

스윙을 진행할 때, 왼팔 오른팔을 계속해서 10회씩 반복하지 마라. 좌우 팔을 바꾸기 전에는 케틀벨을 내려놓고 휴식을 취한다.

주변을 돌아다니면서 적극적으로 휴식을 취한다. 깊고 느린 호흡을 한다. 코로 숨을 들이마시고 내쉬되 완전하게, 심지어 과장되는 느낌이 들 정도로 숨을 쉰다.

다음 세트는 소위 말하는 '토크 테스트talk test'를 통과할 만큼 회복되었을 때 수행한다. 즉 짧은 문장으로 말할 수 있어야 한다. 이에 대해서는 나중에 더 자세히 이야기할 것이다.

처음 몇 세트 후에는 토크 테스트에서 제시하는 것보다 더 많은 휴식을 취한다. 신체에 더 많은 산소가 필요하다는 것을 알리는 회로는 처음에는 느리게 반응한다.

짧은 문장으로 정상적으로 말할 수 있을 만큼 회복되었을 때 다음 세트를 처리할 수 있다. 절대 그보다 일찍 시작하지 마라! 반드시 토크 테스트를 통과해야 한다. 만약 스스로 토크 테스트를 통과했는지 확실하지 않다면, 통과하지 '못한' 것이다. 의심의 여지가 없을 때까지 휴식을 취하라.

S&S 훈련의 이 단계에서는 어떤 시간적 목표가 없으며, 시계를 볼 필요도 없다.

초크(탄마)를 사용하라. 초크를 사용하지 않는다면 파워풀하게 스윙할 수 있는 케틀벨의 크기를 엄청나게 제한할 것이다.

다시 한 번 말하지만 초크를 사용해야 한다. 만약 집에서 훈련하고 여러분의 멋진 카펫이 더러워질까 봐 걱정된다면, 무엇이 당신에게 우선인지 다시 생각해야 할 것이다. 만약 당신이 이용하는 체육관에서 초크 사용을 금하고 있다면, 그렇게 형편없는 체육관은 그만두고 괜찮은 곳을 찾으라.

투암 스윙은 원암 스윙과 같은 사이즈의 케틀벨을 사용하라. 분명, 한 팔로 하는 것보다 두 팔로 하는 것이 더 쉬울 것이다. 그래도 괜찮다. 다만, 각 반복의 탑 자세에서 케틀벨이 오랜 동안 떠 있게 하는 것을 목표로 하면서 파워풀하게 스윙하면 된다.

원암 스윙할 때와 마찬가지로, 토크 테스트를 통해 휴식 정도를 정하도록 한다.

스윙의 훈련 진행

여기에서 유일한 훈련 진행의 기준은 중량이다. 세트와 반복수는 유지한다. 파워를 최대한 출력하는 것 역시 유지한다. 휴식 시간은 유기적으로 다양하게 하며, 토크 테스트로 조절한다.

당신이 '소유한' 케틀벨의 중량을 점차적으로 더 무거운 것으로 대체하라.

'어떤 중량을 소유하는 것'은 스트레스를 받지 않고 매일 완벽한 기술로 주어진 세트와 반복을 할 수 있다는 것을 의미한다.

케틀벨 중량 'S'의 소유권을 확인했다면, 더 무거운 것으로 업그레이드하기 시작하라. 여자는 4kg, 남자는 8kg 이상의 중량으로 업그레이드한다. 이렇게 더 큰 케틀벨을 'S+'라고 부른다.

'S'를 'S+'로 바꾸는 것은 한 번에 20회 반복씩이다. 즉 왼팔 10회, 오른팔 10회이다. 투암 스윙 데이에는 10회 반복 세트 두 개를 'S+'로 업그레이드한다.

중량부하를 올린 다음 일정 시간 머무르는 진행 유형을 '스텝 로딩step loading'이라고 한다. 이 방법은 매우 강력하고 믿을 수 있다.

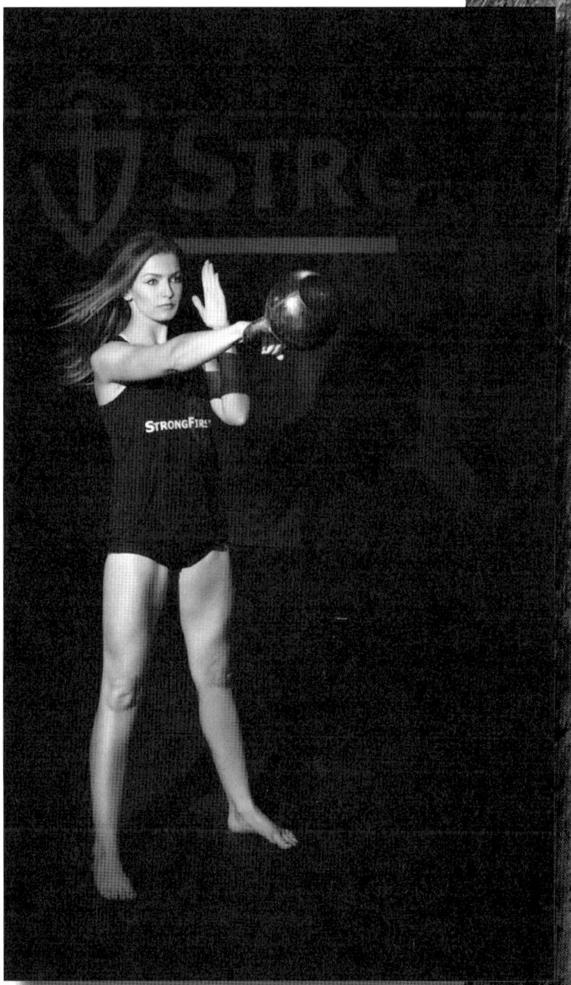

SFG 팀 리더 유스니타 마코바Justyna Macková

원암 스윙 훈련 진행 예시		
주	기르비쉬카	기르빅
	16kg×10/10, 4주 훈련 완성 후	24kg×10/10, 4주 훈련 완성 후
1	16kg×10/8*, 20kg×10/2	24kg×10/8, 32kg×10/2
2		
3		
4		
5	16kg×10/6, 20kg×10/4	24kg×10/8, 32kg×10/4
6		
7		
8		
9	16kg×10/4, 20kg×10/6	24kg×10/4, 32kg×10/6
10		
11		
12		
13	16kg×10/2, 20kg×10/8	24kg×10/2, 32kg×10/8
14		
15		
16		
17	20kg×10/10	32kg×10/10
18		
19		
20		
원암 스윙과 같은 중량을 사용하여 날짜를 번갈아가면서 원암 스윙과 투암 스윙을 수행한다.		

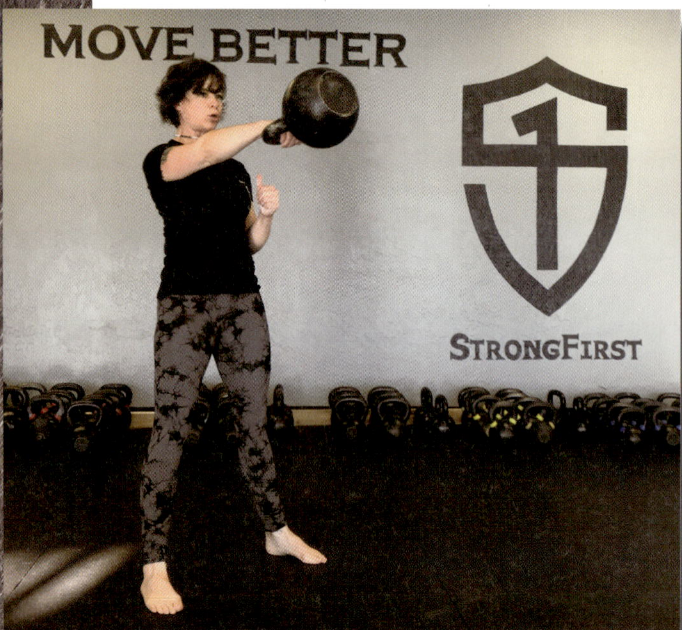

업그레이드된 중량은 처음에는 세 번째 세트에 사용하고, 그다음에는 세 번째 세트와 마지막 세트에, 마지막으로 남은 첫 세트와 두 번째 세트까지 적용하여 전체 세트의 중량을 교체한다.

SFG 팀 리더 '시니스터' 록산느 마이어스

* 처음 숫자는 반복수, 뒤의 숫자는 세트 수. 즉 16kg×10/8은 16kg 케틀벨로 10회 반복 8세트를 하는 것이다.

더 무거운 중량으로 스윙을 교체하는 순서										
주	세트 수									
	1	2	3	4	5	6	7	8	9	10
	L	R	L	R	L	R	L	R	L	R
1~4	L	R	L	R	L	R	L	R	L	R
5~8	L	R	L	R	L	R	L	R	L	R
9~12	L	R	L	R	L	R	L	R	L	R
13~16	L	R	L	R	L	R	L	R	L	R
17~20	L	R	L	R	L	R	L	R	L	R

- 이 과정은 'S' 중량으로 4주 과정을 마쳤다고 가정한다.
- 'L'과 'R'은 왼팔과 오른팔 스윙을 의미한다.
- 검은색 칸은 'S' 중량, 회색 칸은 'S+'를 나타낸다.
- 투암 스윙에도 동일한 중량 조합을 사용한다.

다음은 원암 스윙 훈련 진행 중간에 들어가는 투암 스윙에 대한 예시의 일부이다.

월요일	L	R	L	R	L	R	L	R	L	R
화요일	T	T	T	T	T	T	T	T	T	T

악력 때문에 문제가 생길 경우

사용 중량이 커지면, 10회의 폭발적인 스윙을 견뎌낼 수 있는 악력이 떨어지는 것을 느낄 수도 있을 것이다. 이에 대한 해결책은 '휴식/정지rest/pause'라는 올드-스쿨 보디빌딩의 기법이다.

만약 10회 반복을 마치기 전에 악력이 부족해진다고 느끼기 시작한다면 케틀벨을 내려놓는다. 손에서 물을 떨어낸다는 느낌으로 털면서 팔뚝을 풀면서 10~30초간 휴식을 취한다. 그 뒤 남은 세트를 마무리한다. 이 방법을 사용하면 5+5, 7+3 또는 어떠한 숫자로든 총 10회를 마칠 수 있는 조합을 사용하더라도 주어진 중량 부하에서 머물러야 하는 4주를 끝마칠 때까지 강력한 논스톱 10회 반복을 지속할 수 있을 것이다.

악력을 더 키우거나, 모든 스윙을 한 팔로 완수해야만 한다는 충동과 싸워라. 파벨 마첵은 다음과 같이 경고한다. "악력 때문에 어려움을 겪는 많은 사람들은 추가적인 악력 훈련을 추가하지만 더 악화될 뿐이다. 악력을 키우는 데에는 신경학적으로 매우 까다로운 것들이 작용한다. 악력을 증진하는 데에는 휴식이 필요하고, 가벼운 운동이 필요하며, 투암 스윙은 이를 용이하게 한다. 이 경우에는 적은 것이 더 많은 것을 가져온다."

스윙은 같은 방식을 반복하여 진행한다

이제 원암 스윙이 원래의 10×10 형태로 돌아왔을 것이다. 다만 그 전보다 더 무거운 케틀벨을 사용하고 있을 것이다.

교육 감독관인 브렛 존스는 '린스 앤 리피트Rinse and repeat(같은 방식으로 계속해서 진행한다)'라는 말을 하곤 한다.

당신은 아마도 내가 5분 시간제한에 대해 이야기하지 않고 있다는 점을 눈치 챘을지도 모른다. 아직은 아니다. 지금은 심플 중량과 너그러운 토크 테스트 휴식을 만끽해야 하는 시간이다.

겟업 훈련

S&S 훈련 세션은 써킷으로 진행하지 않는다. 즉 모든 스윙 세트를 마친 후 겟업으로 들어간다.

겟업을 할 때는 항상 한 팔당 5회, 좌우 팔을 번갈아가면서 1회씩 한다. 스윙과 마찬가지로 토크 테스트를 통과할 수 있을 때까지 세트 사이에는 주변을 걸어다니면서 호흡을 가다듬는다. 해변으로 떠밀려온 고래처럼 누워 있지 말라.

겟업 훈련 진행

여기에서는 당신이 소유한 중량(기술을 잘 발휘하여 매일 다룰 수 있는 중량)을 'G'라고 부를 것이다.

점차 대체할 무게는 'G+'로, 스윙과 마찬가지로 'G'보다 여성은 4kg, 남성은 8kg 더 무거운 중량이다.

파벨 마첵은 겟업을 할 때, 이 정도의 큰 중량 변화는 케틀벨의 무게중심이 팔뚝에서 눈에 띄게 멀어져서 움직임의 홈groove을 약간 바꿀 것이라고 경고한다. 이에 대비하라.

겟업의 진행은 스윙 진행과 동일하다.

<table>
<tr><th colspan="3">원암 스윙 훈련 진행 예시</th></tr>
<tr><th rowspan="2">주</th><th>기르비쉬카</th><th>기르빅</th></tr>
<tr><td>8kg×1/5, 4주 훈련 완성 후</td><td>16kg×1/5, 4주 훈련 완성 후</td></tr>
<tr><td>1</td><td rowspan="4">8kg×1/4, 12kg×1/1</td><td rowspan="4">16kg×1/4, 24kg×1/1</td></tr>
<tr><td>2</td></tr>
<tr><td>3</td></tr>
<tr><td>4</td></tr>
<tr><td>5</td><td rowspan="4">8kg×1/3, 12kg×1/2</td><td rowspan="4">16kg×1/3, 24kg×1/2</td></tr>
<tr><td>6</td></tr>
<tr><td>7</td></tr>
<tr><td>8</td></tr>
<tr><td>9</td><td rowspan="4">8kg×1/2, 12kg×1/3</td><td rowspan="4">16kg×1/2, 24kg×1/3</td></tr>
<tr><td>10</td></tr>
<tr><td>11</td></tr>
<tr><td>12</td></tr>
<tr><td>13</td><td rowspan="4">8kg×1/1, 12kg×1/4</td><td rowspan="4">16kg×1/1, 24kg×1/4</td></tr>
<tr><td>14</td></tr>
<tr><td>15</td></tr>
<tr><td>16</td></tr>
<tr><td>17</td><td rowspan="4">12kg×1/5</td><td rowspan="4">24kg×1/5</td></tr>
<tr><td>18</td></tr>
<tr><td>19</td></tr>
<tr><td>20</td></tr>
</table>

스윙에서와 마찬가지로, 업그레이드된 중량은 처음에는 세 번째 세트에 사용하고, 그다음에는 세 번째 세트와 마지막 세트에, 마지막으로 남은 첫 세트와 두 번째 세트까지 적용하여 전체 세트의 중량을 교체한다.

더 무거운 중량으로 겟업을 교체하는 순서										
주	세트 수									
	1	2	3	4	5	6	7	8	9	10
	L	R	L	R	L	R	L	R	L	R
1~4	L	R	L	R	L	R	L	R	L	R
5~8	L	R	L	R	L	R	L	R	L	R
9~12	L	R	L	R	L	R	L	R	L	R
13~16	L	R	L	R	L	R	L	R	L	R
17~20	L	R	L	R	L	R	L	R	L	R

- 이 과정은 'G' 중량으로 4주 과정을 마쳤다고 가정한다.
- 'L'과 'R'은 왼팔과 오른팔 겟업을 의미한다.
- 검은색 칸은 'G' 중량, 회색 칸은 'G+'를 나타낸다.

겟업 린스 앤 리피트

스윙과 마찬 가지 방법으로 중량을 점진적으로 높여간다.

훈련 진행 속도 맞춤화하기

위에서 제시한, 한 단계당 4주 과정을 더 빠르거나 혹은 느리게 하는 경우도 있는가?

그렇다. 천천히 하는 경우는 아직 이전 단계를 완전히 소유하지 못했을 때이다. 주어진 중량 조합을 완전히 지배하기 전에는 더 무거운 중량의 세트들을 추가할 수 없다.

하지만 잘 제련된 노련한 선수라면 더 빠르게 진행해도 된다.

그리고 두 리프팅이 다른 속도로 진행되는 상황에 부닥칠 수도 있다. 이는 매우 흔한 일이다. 각 리프팅을 따로 진행할 것인지, 아니면 느리게 진행하는 리프팅을 기다릴 것인지는 당신의 선택에 나라 달렸다.

중량의 증가폭에 대해 일부 학생들은 우리가 선호하는 큰 증가폭(여자 4kg, 남자 8kg)에 대해 불편해할 수 있다. 이 경우에는 중간 사이즈의 케틀벨을 더 추가해 절반 정도의 증가폭인 각각 2kg과 4kg을 사용한다. 이 경우에는 단계를 4주에서 2주로 단축한다.

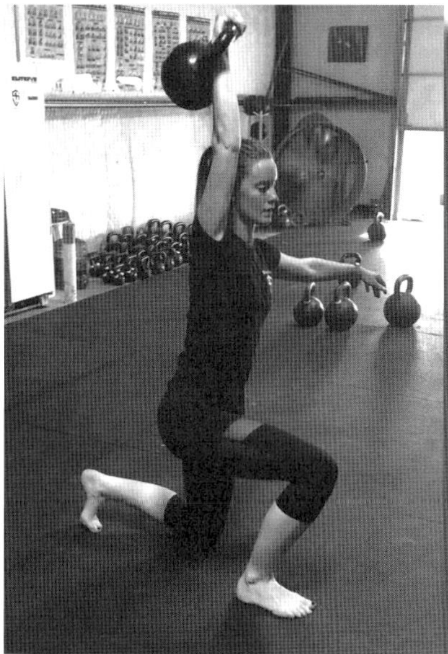

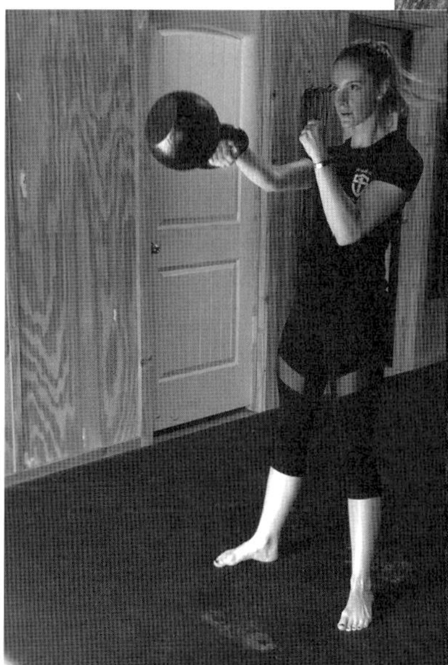

StrongFirst Elite '시니스터' 라예 존스톤

<table>
<tr><th colspan="3">기르빅에 대한 겟업 훈련 진행 샘플 두 가지</th></tr>
<tr><th>주</th><th>4kg 증가</th><th>8kg 증가</th></tr>
<tr><td>1</td><td rowspan="2">24kg×1/4 , 28kg×1/1</td><td rowspan="4">24kg×1/4 , 32kg×1/1</td></tr>
<tr><td>2</td></tr>
<tr><td>3</td><td rowspan="2">24kg×1/3 , 28kg×1/2</td></tr>
<tr><td>4</td></tr>
<tr><td>5</td><td rowspan="2">24kg×1/2 , 28kg×1/3</td><td rowspan="4">24kg×1/3 , 32kg×1/2</td></tr>
<tr><td>6</td></tr>
<tr><td>7</td><td rowspan="2">24kg×1/1 , 28kg×1/4</td></tr>
<tr><td>8</td></tr>
<tr><td>9</td><td rowspan="2">28kg×1/5</td><td rowspan="4">24kg×1/2 , 32kg×1/3</td></tr>
<tr><td>10</td></tr>
<tr><td>11</td><td rowspan="2">28kg×1/4 , 32kg×1/1</td></tr>
<tr><td>12</td></tr>
<tr><td>13</td><td rowspan="2">28kg×1/3 , 32kg×1/2</td><td rowspan="4">24kg×1/1 , 32kg×1/4</td></tr>
<tr><td>14</td></tr>
<tr><td>15</td><td rowspan="2">28kg×1/2 , 32kg×1/3</td></tr>
<tr><td>16</td></tr>
<tr><td>17</td><td rowspan="2">28kg×1/1 , 32kg×1/4</td><td rowspan="4">32kg×1/5</td></tr>
<tr><td>18</td></tr>
<tr><td>19</td><td rowspan="2">32kg×1/5</td></tr>
<tr><td>20</td></tr>
</table>

충격 요법

한 달에 한두 번 정도, 몸을 망가뜨리지 않은 한도에서 정신력을 시험할 수 있는 신체적인 도전을 해본다.

타임리스 심플: 심플 중량을 소유하게 되었을 때

토크 테스트를 통한 휴식을 취하면서 심플에 해당하는 중량을 사용하여 한 팔당 10×10 스윙과 5×1 겟업을 할 수 있을 때까지 위의 진행을 계속 반복한다.

만약 건강에 별다른 문제가 없다면, 세부적인 것들에 집중하고 인내심을 가지기만 하면 된다. 이렇게만 한다면 나이나 체중에 상관없이 심플 중량을 소유할 수 있을 것이다. 나는 이 목표를 추구하길 강력하게 권한다. 물론 가벼운 케틀벨로도 좋은 효과들을 거둘 수 있겠지만, 심플 중량과 그 이상의 중량들을 사용하면 진정한 마법이 펼쳐지게 될 것이다.

참고: 여기서 말하고자 하는 바는, 5분 안에 스윙 100회, 10분 안에 겟업 10회를 하라는 심플 프로그램의 시간 제한을 달성할 목표로 설정하라는 것이 아니다. 심플 중량으로 위에 설명한 토크 테스트에 의한 진행을 완수하라고 권하는 것이다. 이와 같은 진행을 타임리스 심플timeless simple이라고 부를 것이다. 같은 맥락에서, 시니스터 중량을 사용할 수 있을 때에도 타임리스 시니스터를 첫 목표로 삼게 될 것이다.

타임리스 심플을 소유하고 있다면 '다음으로' 진행하여 시니스터 케틀벨을 살 돈을 모은 후 파트 3 시니스터로 이동하여 다음 내용을 습득해보라.

진정으로 특별해지는 방법들을 배우게 될 것이다.

노동자와 소작농으로부터의 교훈

근육은 일을 하기 위해 인간에게 주어진 것이지, 보고 감탄하라고 주어진 것이 아니다.

– 아르카디 보로브예브 교수와 유리 소로킨Uri Sorokin

마티 갤러거는 스티브 저스타Steve Justa를 '농업형 미국인'이라고 불렀다. 아이언마인드에서 출간된 네브래스카 농장 출신의 독학 스트롱맨인 그는 자신의 저서 『락 아이언 스틸Rock, Iron, Steel』에서, 정규교육의 압박에서 벗어난 똑똑한 이의 매혹적 통찰력을 보여준다. 이어지는 이야기에서, 저스타는 유리 베르코샨스키 교수의 혁명적인 항해당 훈련(AGTanti-glycolytic training)과 관련 있는 면모를 보여준다.

해당 과정은 당분sugar을 연소하여 에너지를 공급하는 시스템으로, 현재 유행하는 '고강도 인터벌 훈련high intensity interval training'과 '메트콘metcon'에서 주로 사용되는 에너지 시스템이다. 이 시스템은 매우 비효율적이며, 젖산, 암모니아, 활성산소를 내뿜어 몸을 오염시킨다. 그리고 너무 많이 또는 너무 자주 사용하면 호르몬 체계를 방해한다.

반대로, 항해당 훈련은 파워를 고강도로 출력할 때 사용되는 깨끗한 '로켓 연료' 연소 과정인 크레아틴 인산염(CPcreatine phosphate) 시스템과 CP를 보충하기 위해 똑같이 깨끗한 유산소 시스템에 의존한다. AGT는 퍼포먼스와 건강을 위한 트레이닝에서 최신 접근법이다.

10년의 리프팅 경험을 가지고 있는 몸무게 250파운드(약 113kg)의 근육질인 저스타는 양조장에서 일하며 얻은 교훈이 있다. 하루는 몸무게 140파운드(약 64kg)의 앙상한 노동자가 병에 걸려 그 일을 대신해야 했다. 해야 할 일은 하루 종일 300파운드(약 136kg)에 이르는 데워진 쇠벽돌에 망치질을 해서 모래를 떼어낸 후 다시 주워서 털어내고 옮기는 일이었다.

저스타는 다음과 같이 회상했다 "몇 시간 후에 나는 심신이 녹초가 되었으며 이 일을 평소에 계속 해온 그 사람에 대해 떠올리지 않을 수 없었다. 그는 마른 나뭇가지처럼 야위었지만, 이 일을 하는 동안 땀 한 방울 흘리지 않았다. …."

그날 스티브 저스타는 스태미나를 향상시키는 것에 전념하기로 했다. 하지만 그가 생각한 것은 구토가 나올 정도의 서킷 훈련이나 탈진할 때까지 고반복하는 훈련이 아니었다. 그는 중간 정도의 중량으로 많은 저반복 세트들을 하기로 결심했다.

> … 지쳐 헐떡일 때까지가 아닌, 필요한 경우 그 움직임을 세 시간에서 다섯 시간까지 계속할 수 있을 정도까지. 물론 세트 사이에 충분하지만 너무 길지 않게 휴식을 취하고, 끝에는 '약간 피곤해질 정도'로 세트를 수행한다.

나는 당신에게 다섯 시간 동안 스윙을 하라고 실득하려는 것이 아니다. 비록 러시아 과학자들이 주어진 직입량을 한 시간 이상 유지할 수 있는 능력을 보이는 것이 진정한 항해당 훈련에서 보일 수 있는 지표라고 결론지었지만 그저 훈련을 직업의 일환으로 여기는 이 일꾼의 훈련 태도에 주목하기를 바란다. 이러한 마음가짐과 스스로 매우 힘들게 훈련한다고 자랑하며 운동하는 이들을 대조해보라. 사냥감들이 살아남기 위해 몸부림치는 것과 같아 보이지 않는가.

이 블루칼라의 정신적인 틀을 스윙과 겟업에 적용하는 방법은 다음과 같다. 당신이 100가지 일을 해야 하는 직업과 10가지 일을 해야 하는 직업을 가진 근로자라고 생각해보라. 만약 이것이 직업이라면, 가능한 일을 빨리 끝내고 맥주와 피자를 먹으러 나가고 싶은 마음이 생길 것이다. 하지만 더블 페퍼로니에 엑스트라 치즈를 얹은 피자 위로 잠들어 죽을 정도로는 일하지 않을 것이다. 게다가 내일도, 모레도, 그다음 날도, 또 다른 일이 기다리고 있다는 것을 잊으면 안 된다.

노동자와 농민의 천국은 없다

내가 육체노동과 같은 자연주의적 훈련 방법을 좋다고 홍보하는 생각이 들었다면 그렇지 않다.

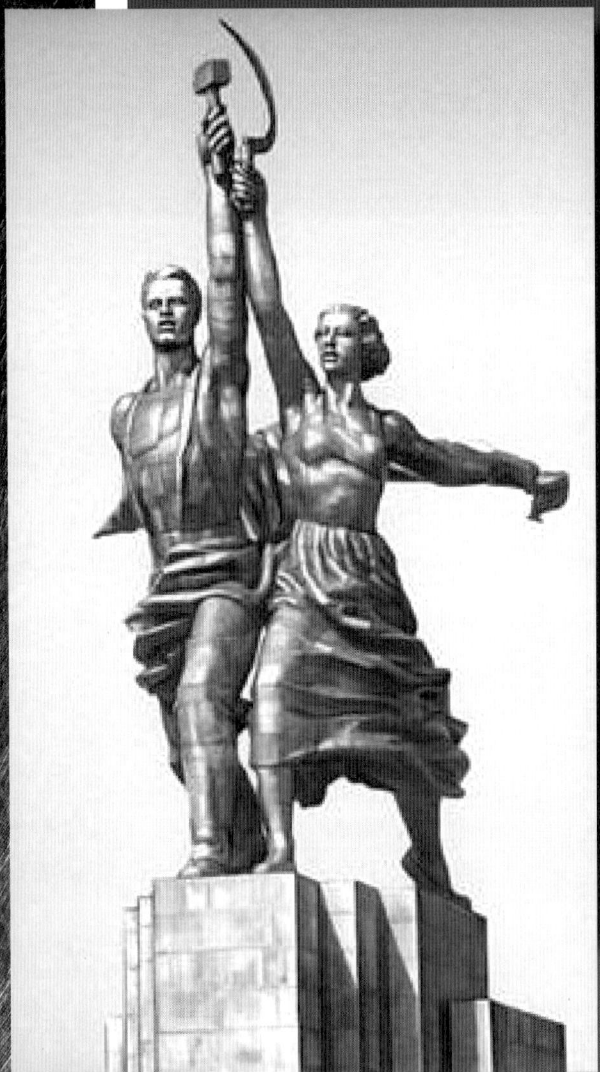

이러한 방식의 일부 형태는 훌륭한 훈련으로 작용한다. 엘리트 복싱과 킥복싱 코치인 안드레이 돌고브Andrey Dolgov는 선수들을 보이스카웃을 파견하듯이 교외로 보내곤 했다. 그들은 노인들의 집에 찾아가 장작을 패거나 톱질을 했다.

하지만 나는 육체노동을 훈련으로 추천하지 않는다. 육체노동들 대부분은 신체를 비대칭적인 형태로 발달시킨다. 그중 일부는 부상을 일으킨다. 그리고 대부분은 진짜 스트렝스를 만들기 위한 강도가 부족하다.

수십 년 전 소련 과학자들은 건장한 농장의 소년들을 도시로 데려와 웨이트리프팅 챔피언을 만들려고 시도했다. 하지만 소년들은 도시의 깍쟁이들보다 나은 것이 하나도 없어 관계자들을 실망시켰다. 물론 더 나쁘지는 않았지만, 더 나은 것도 없었다.

노동자나 소작농처럼 훈련하라는 것이 아니다. 그들의 마음가짐을 배우라는 것이다.

강해지기 위한 최고의 방법은 아니다.

응급 상황 스위치 켜기

모든 약함은 의지의 약함에서 나온다.

– 프리드리히 니체

… 그리고 어떤 것도 숨길 수 없을 때가 있다.

어느 날 나는 친구이자 미군 특수부대원인 존 파스(훗날 그는 아프가니스탄에서 전사하였다)와 대화를 하였다. 그는 겨우 서른 살이었지만, 여러 차례 파병을 나갔던 그의 몸은 여기저기 상처투성이였다. 그는 오 헨리의 단편 속 '다부진 턱과 흉터들, 터프함과 부상의 흔적들을 가진 불멸의 검투사'를 떠올리게 하는 남자였다.

부상을 다루는 방법에 대해 이야기를 나눌 때, 그는 토비 키이스의 컨트리 노래의 한 구절로 그것을 요약했다. "나는 예전만큼 좋지는 않지만, 한편으로는 예전보다 더 좋을 때도 있습니다."

"나는 예전만큼 좋지는 않지만, 한편으로는 예전보다 더 좋을 경우도 있습니다."

그게 다였다. 이 부상당한 군인은 중요할 때 즉, 전투 상황을 대비해서 절제된 방식으로 훈련하고 있었다. '출퇴근하는' 방식으로 매일 매일 훈련하되, 항상 정신적으로 '응급 상황 스위치'를 켤 준비가 돼 있는 것은 이 프로페셔널한 전사의 선택이다.

'출퇴근하는' 방식으로 매일 매일 훈련하되, 항상 정신적으로 '응급 상황 스위치'를 켤 준비가 돼 있는 것은 이 프로페셔널한 전사의 선택이다.

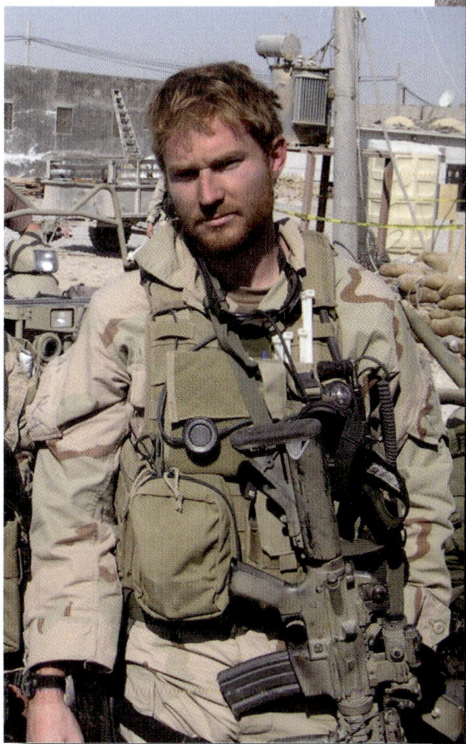

미국의 영웅. SOCSeal Operator, Chief 존 파아스John Faas. KIA 2011년 8월 6일, 아프가니스탄에서.

비록 당신이 전사도 아니고 부상을 당한 상태가 아니라 할지라도 이는 훈련과 삶을 위한 확고한 철학이라 할 수 있다. 훈련을 끝내고 자신이 무엇으로 만들어져 있는 사람인지 확인해야 할 때는 찾아온다. 칼 융은 그의 이전과 이후의 많은 사람들이 그랬듯이, "인간에게는 어려움이 필요하다 이는 건강을 위해서 필요한 것이다"라고 말했다.

심장을 힘들게 하고 몸에 젖산을 범람시키는 것은 규칙적으로 해서는 안 되는 일이지만, 이러한 종류의 충격은 건강한 사람이 정체기를 헤쳐 나가는 데 매우 유익하다. 일부 연구에 의해 제안된 바와 같이, 세포를 죽게 만드는 과정은 많은 문제를 일으킬 수 있는 결함이 있는 세포와 그 구성 요소를 제거할 수도 있다. 비참해지는 동안 편안함을 유지하는 방법을 배우거나 스스로 상기시켜라.

스윙은 강인한 정신력을 지녔지만 몸이 망가진 이들에게 완벽한 운동이다. 버드 제프리Bud Jeffries는 다음과 같이 말했다.

> 스윙은 내가 그래플링에서 얻은 심각한 무릎 부상과 어깨, 그리고 이두근 부상에도 불구하고 훈련할 수 있던 운동이다. 스윙은 신체 부위들을 극한의 위치로 움직이게 강요하지 않기 때문에 부상 종류가 광범위하지만 대부분의 사람들이 훈련할 수 있으며, 심지어 '높은 속도'로도 계속 훈련할 수 있게 한다.
>
> 신체를 부자연스러운 위치로 몰아넣거나 특이한 방식으로 부자연스러운 정도의 힘을 견디게 하거나, 특정 사람들에게는 전혀 효과가 없는 운동들이 아주 많다. 그러나 스윙은 몸에 거의 또는 전혀 충격을 주지 않으면서 대부분의 사람들에게 모든 스트렝스의 이점을 창출하고 지구력에 대해서는 10배의 이점을 만들어낸다. 스윙은 인체 친화적이며 몸을 망가뜨리기는커녕 매우 건설적인 운동이다.

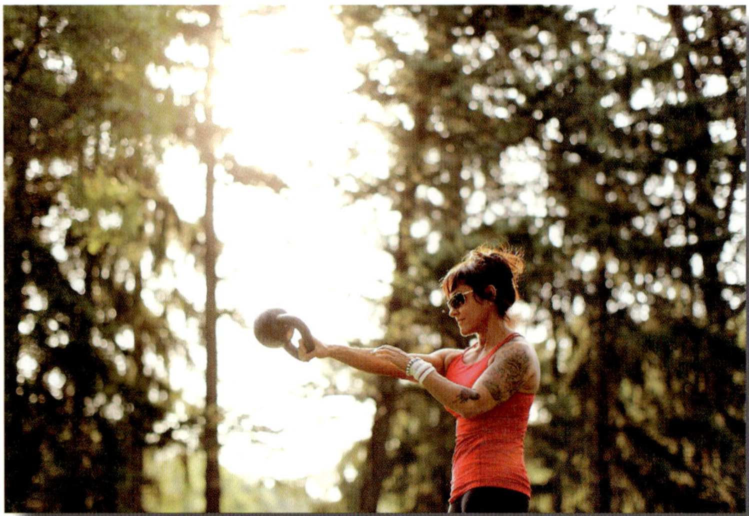

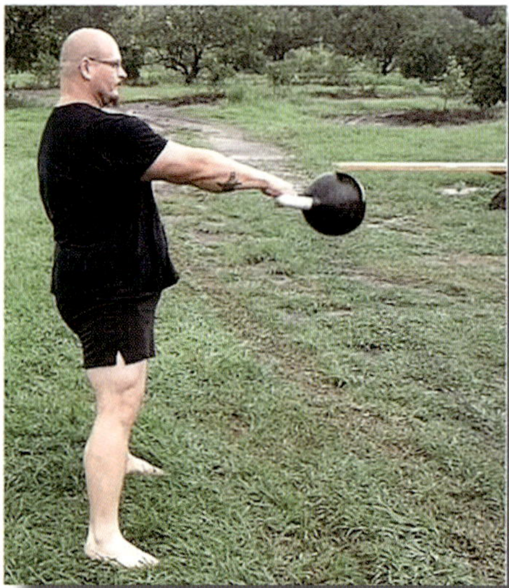

트레이시 레이프킨드와 버드 제프리는 그들의 책『The Swing』과『I Will Be Iron』에서 스윙에 대해 서술하였다.

지치고 힘들었다는 것이 스윙을 제대로 한 증거가 되지는 않는다.

토크 테스트로 심플 사이즈 케틀벨을 한 팔로 10×10 할 수 있는 스트렝스를 가지자마자 5분 스윙 테스트를 하거나 이를 연습하는 것은 문제를 일으킬 것이다. 대신, 한 달에 한두 번 정도 다양한 방법으로 얼마나 발전이 있는지 확인해보라. 친구의 이사를 돕거나, 권투 글러브를 꺼내서 예전 스파링 파트너들을 불러보라. 배낭을 메고 산을 뛰어오르거나, 10K 레이스에 참가해보라. 케틀벨들을 들고 파머스 캐리를 해보라. 즉, 몸을 망가뜨리지 않고 정신력을 시험할 신체적인 도전을 해보라는 것이다.

당신은 이러한 의문이 들 것이다. 왜 심플 케틀벨을 소유할 때까지 기다려야 하는가? 왜 지금 당장 스탑 워치를 꺼내 빡세게 스윙하지 않는가?

왜냐하면 그건 멍청하고 무책임한 행동이기 때문이다.

피로는 스트레스에 대한 저항력을 키우고 심지어 견고하게 형성된 스킬들을 강화시키기도 하지만, 한편으로 덜 성숙한 스킬을 취약하게 만들고 고치기 매우 어려운 나쁜 버릇들을 형성한다. 권투에 비유하자면, 초보자는 프로 선수처럼 무거운 샌드백으로 힘든 라운딩들을 수행할 수 없다. 피로하지 않을 때, 펀치와 콤비네이션을 연습하고, 러닝, 줄넘기, 팔굽혀펴기와 같은 덜 구체적인 운동으로 지구력을 길러야 한다.

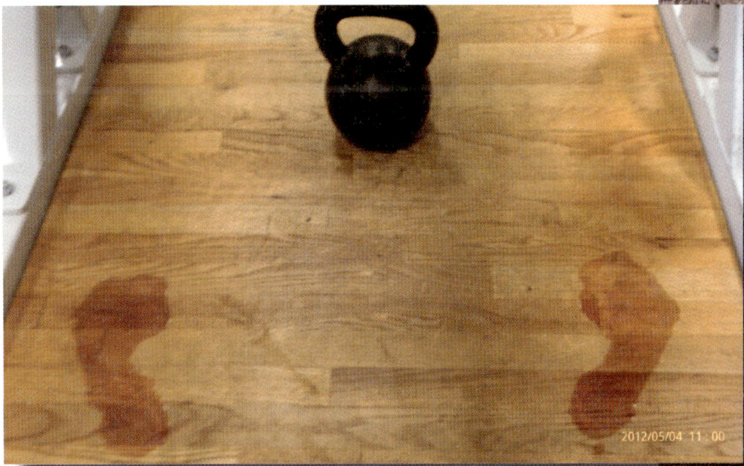

미주리주립대 연구원이자 전 SFG 시니어 인스트럭터였던 브랜든 헤츨러Brandon Hetzler는 24kg 케틀벨로 49분 21초 동안 논스톱 하드스타일 스윙 2,001개를 했다. 제군들, 이는 여러분의 정신을 시험하는 하나의 가혹한 방법이다.

(통제를 받는 트랙에서 전문 드라이버가 주행한 것임. 함부로 따라 하지 마시오.)

"인간에게는 시련이 필요하다. 이는 건강에 필수적인 요소이다."

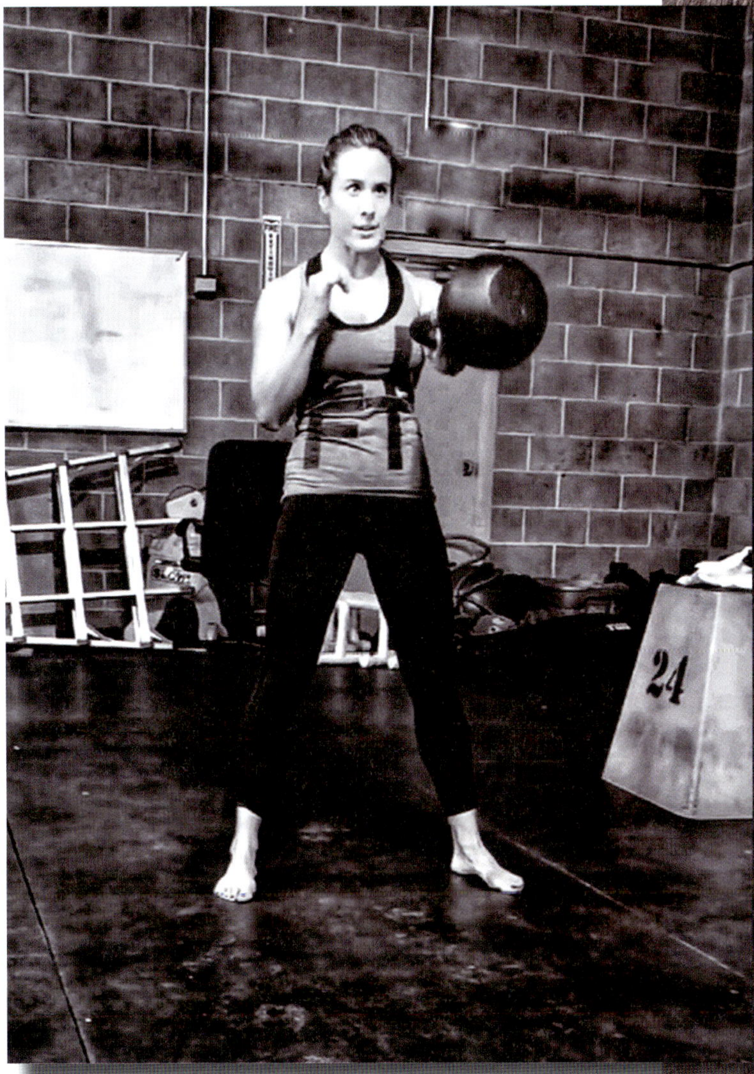

'시니스터' 니콜 데비스

매일 조금씩 먼 길을 가라

'조금 더'는 '더 나은 것'이 아니라, 그저 '조금 더'일 뿐이다.

– 스티브 바카리

10년 하고도 반년 전, 지금은 SFG 팀 리더인 마이클 카스트로지오바니Michael Castrogiovanni는 스윙의 가장 높은 효과를 내는 최소 작업부하workload에 대해 확인하였다. 이는 총 100회의 스윙이다.

'조금 더'는 '더 나은 것'이 아니라, 그저 '조금 더'일 뿐이다.

일단 어느 정도의 일량volume of work에 도달하면 이득이 줄어드는 지점에 도달하게 된다. 인체는 비선형적인 시스템이다. 스윙을 100회에서 200회로 두 배로 늘린다고 해서 결과가 두 배가 되는 것은 아니며 심지어 일부 영역에서는 이득이 줄어들 수도 있다.

스트롱퍼스트는 스트렝스와 파워에 강조점을 두기 때문에 스윙 볼륨을 100회 이내로 제한하는 것을 매우 중요하게 여긴다.

우리 몸 안에는 스트렝스와 지구력 적응 사이에 자원 경쟁이 치열하다. 그리고 파워리프터나 마라토너와 같은 좁은 분야의 전문가들을 제외하고, 대부분의 사람들의 삶에서는 스트렝스와 지구력 모두가 필요하다.

아르카디 보로비예프 교수는 일정량을 초과하는 스트렝스나 파워 운동이 이러한 자질의 발달을 방해하고 지구력만을 증진시킬 뿐이라는 것을 밝혀냈다. 역도 선수들에 대한 실험에서 훈련 세션당 특정 운동 100회 반복이 지구력에 대한 편향이 심해지기 전의 최대 볼륨이었다는 것이 밝혀졌다.

일정량을 초과하는 스트렝스나 파워 운동이 이러한 자질의 발달을 방해하고 지구력만을 증진시킬 뿐이다.

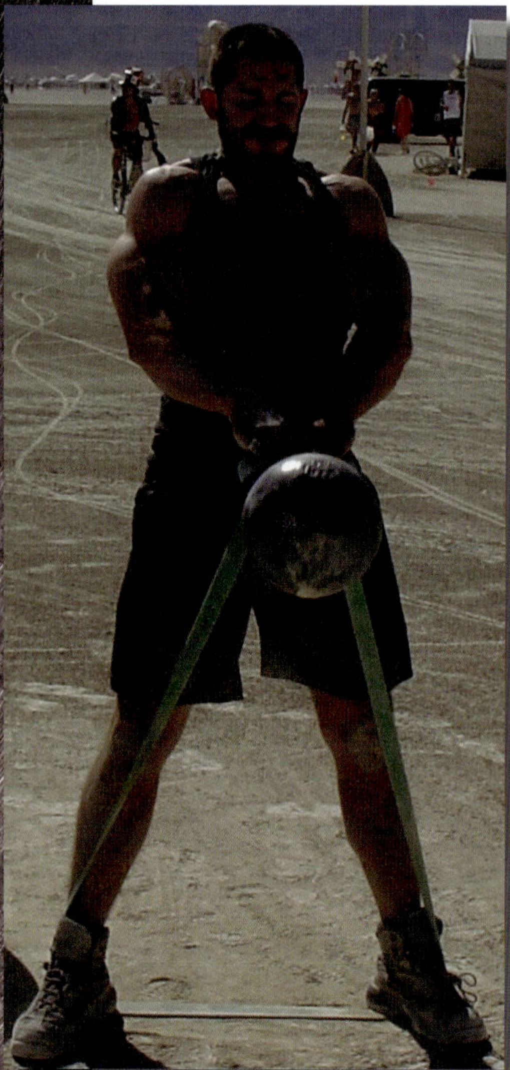

SFG 팀 리더 마이클 카스트로지오바니

100회 반복이라는 것은 단지 보기 좋은 숫자만이 아니다.

세트당 반복수를 늘리는 것도 역효과가 클 수밖에 없다.

10회 이상 반복하는 것은 몸의 산성화를 촉진하고 파워를 손상시키며 다음 날에 쓸 에너지까지 소모시킨다.

우리 조직의 이름은 스트롱퍼스트이다. 스트렝스와 파워를 낮추지 않기 위해 낮은 반복수를 유지하라고 말하는 것은 당연하다. 스윙에서 보면 우리는 심지어 10회보다 더 낮은, 즉 5회 반복이 더 많은 파워를 생성하고 산을 적게 생성하여 베르코샨스키의 항해당 훈련 모델과 더 일치할 수 있었다. 하지만 5회는 근비대와 같은 몇 가지 중요한 적응 과정에 대해서는 고려되지 않은 숫자였다.

겟업의 경우 어느 정도 정적인 수축 성질semi-static과 텐션 아래 놓인 시간이 긴time under tension 특성 때문에 훨씬 더 낮은 세트와 반복수가 적용된다. 한 팔당 5×1(5세트 1회는 믿을 수 없을 정도로 쉬워 보이지만 정확한 기술과 적당한 무게로 한 번 해내면 제대로 작용한다. 한 팔당 5개의 싱글은 5×8 벤치프레스만큼 근육을 긴장감 있게 유지시켜주는데 이는 아이언 게임의 역사에서 증명된 근육과 힘을 키우기 위한 상당한 작업량이다.

세트당 훈련 세션당 반복 횟수를 낮게 유지해야 하는 또 다른 중요한 이유는 스포츠 기술 연습 전장에서의 임무 수행 준비 또는 그저 하루를 즐기는 데 있어 몸을 질질 끌고 다니지 않게 하기 위해 충분한 에너지를 남겨두기 위함이다.

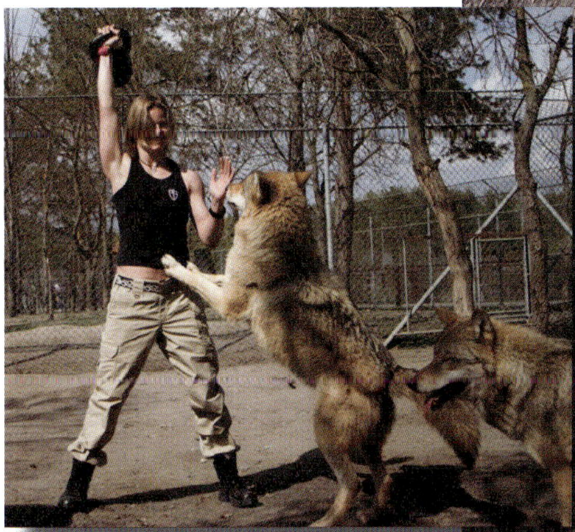

불가리아 엘리트 체조 코치 이반 이바노프는 훈련의 목적이 체력을 소진하기보다는 체내에 에너지를 '저장하는 것'이라고 믿는다. 이는 강력한 마음가짐이다. 이바노프의 경험에 따르면 폭발적 움직임 종류 하나당 100번의 반복이 적중했다. 그리고 이를 매일 해야 한다.

훈련의 목적이 체력을 소진하기보다는 체내에 에너지를 '저장하는 것'이다.

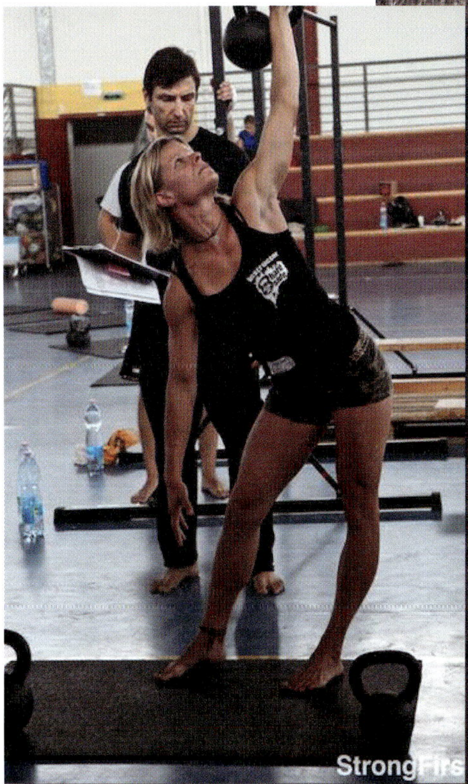

레이첼 '울프' 다바스 SFG 팀 리더. 이 책의 그래픽 디자이너이다.

에너지를 저장하는 것이 목표일 때 쉬는 날 없이 훈련하는 것을 권하는 것이 이상해 보일 수 있지만 매일 적절하게 하는 훈련은 근육의 연료 탱크를 계속 채워주면서 미세 손상에 강하고 근육통에 저항력이 높은 강한 조직을 만들 것이다. 이는 언제나 출발할 수 있는 항공권과 같다.

적절한 수준의 훈련은
언제나 출발할 수 있는 항공권과 같다.

보로비예프 교수는 불완전한 복원 훈련restoration training이 회복 능력을 자극한다고 설명한다. 말 그대로 신체는 회복하는 방법을 더 빨리 배워야 한다. 군대에 다녀온 사람들은 공감할 수 있을 것이다. 기본 훈련을 받은 첫날부터 근육통에 시달리겠지만 끈질기게 버티면서 매일 팔굽혀펴기와 달리기의 고단함을 따라갔으며 마침내 감당할 수 있었을 것이다. 만약 당신이 완전히 회복되었을 때에만 예상 밖의 훈련을 해야 했다면 여전히 뻣뻣하고 아프고 그리고 강해지지 못했을 것이다. 이것이 바로 S&S 프로그램이 사정이 여의치 않은 경우에는 일주일에 최소 2회 운동을 용인하긴 하지만 가능하면 매일 훈련하라고 규정하는 이유이다.

S&S 처방은 운동이 아니라 재충전이라고 생각하라.

S&S는 운동이 아니라 재충전이다.

'운동하다work out'라는 동사의 의미 중 하나는 '뽑아내 지치게 하다'이다. 이 점에 대해 잠시 생각해보고 이것이 당신의 목표인지 스스로에게 물어라. 이와는 대조적으로 러시아인들은 활기찬 아침 운동 세션을 '재충전recharge'이라고 부른다. work out을 out하고 recharge하라.

한계까지 밀어붙이지 않는 훈련 처방을 통해 얻을 수 있는 또 다른 이점은 오랜 시간 같은 훈련을 할 수 있다는 것이다. 인터넷에서는 훈련 계획을 얼마나 자주 바꿔야 하는지에 대한 논쟁으로 들끓고 있다.

이는 경우에 따라 다르다.

강도 높은 훈련일수록 프로그램 변경이 필요한 경우가 많다. 예를 들어 만약 당신의 데드리프트 계획에 일주일에 한 번 최대 중량 1회를 하는 것이 있다면 그 계획은 단지 2주에서 6주 동안만 지속 가능하며 경험 많은 운동선수는 2주에 가깝고 초보자들은 6주에 가까운 기간 동안 할 수 있다. 매주 최대 허용치를 사용하는 웨스트사이드 바벨 시스템을 따르는 리프터들이 1~2주에 한 번씩 운동을 바꾸는 이유다.

이에 반해 1RM에서 최대 70%에 불과한 일일 싱글을 최대 15개까지만 하는 저스타의 싱글 루틴은 원하는 기간 동안 머물 수 있다. 나는 이 '이지스트렝스easy strength' 계획으로 1년 만에 400파운드에서 500파운드로 자신의 데드리프트 기록을 갱신한 사나이들을 만나보았다.

당신은 S&S를 고수할 수 있고 오랫동안 이득을 취할 수도 있다. 관건은 프로그램이 아니라 수행자가 이 과제를 유지하는 능력과 대중적인 피트니스의 소음에 현혹되지 않는 능력이다.

**강도 높은 훈련을 할수록
훈련 계획은 자주 바꿔야 할 수도 있다.
그 반대도 마찬가지이다.**

이야기를 할 수 있는 것보다 빠르게 리프팅하지 마라

시간은 잘 이용한다면 인간의 가장 좋은 친구이지만 인간을 그저 내달리게만 한다면 최악의 적이 된다. 시간에 집착하는 사람들은 비참한 짐승으로 추락할 것이다. 하지만 태양의 움직임에 따라 사는 것은 다른 것이다.

— 클리퍼드 시맥 『Out of Their Minds』

제2차 세계대전 이전, 옥스포드 대학의 교수 존 그레이슨John Grayson은 등산가들에게 "대화를 나누지 못할 정도로 빨리 등반하지 마라"고 가르쳤다. 이 규칙은 마침내 토크 테스트라는 형태로 전해졌다.

토크 테스트를 통과하지 못한다는 것, 즉 짧은 문장을 말할 수 없다는 것은 신체가 처리하는 것보다 더 빠르게 젖산이 축적되고 있다는 것을 의미한다. 지금 산소 없는 당분해, 즉 무산소성 당분해 과정에 더 많이 의존하고 있는 중이라는 뜻이다. 이는 S&S의 목표의 양극단에 있는 파워와 컨디셔닝 모두에 역효과를 가져온다.

하지만 다음 세트로 넘어가기 전에 토크 테스트를 통과하면 얼핏 모순적으로 보이는 이 두 가지 목표 모두를 달성할 수 있다.

파워를 위해 속근 섬유가 폭발적으로 수축하게 만드는 CP는 유산소적인 방법으로 충분하게 회복된다. 토크 테스트에서 실패한다는 것은 크레아틴 인산염(CPcreatine phosphate) 저장고가 충분히 보충되지 않았다는 것을 의미하며 다음 세트는 당분해 과정에 크게 의존한다는 것을 나타낸다. '타바타' 중독자들이 사랑하는 당분해 시스템은 CP보다 1.5~2배 더 약하다. 파워는 포기할 수밖에 없다.

리프킨트의 말을 들어보자.

> "나는 체조계와 파워리프팅계에 배경을 두었고, 나의 휴식 방식에 만족한다. 나는 심박수가 어느 정도 내려갔을 때 다음 세트를 시작하는 것을 선호했으며, 그다음 세트에 모든 것을 쏟아붓는다. … 호흡이 가쁜 상태에서 시작해 다음 세트의 강도를 빼기고 싶지 않다. 토크 테스트는 확실한 방법이다."

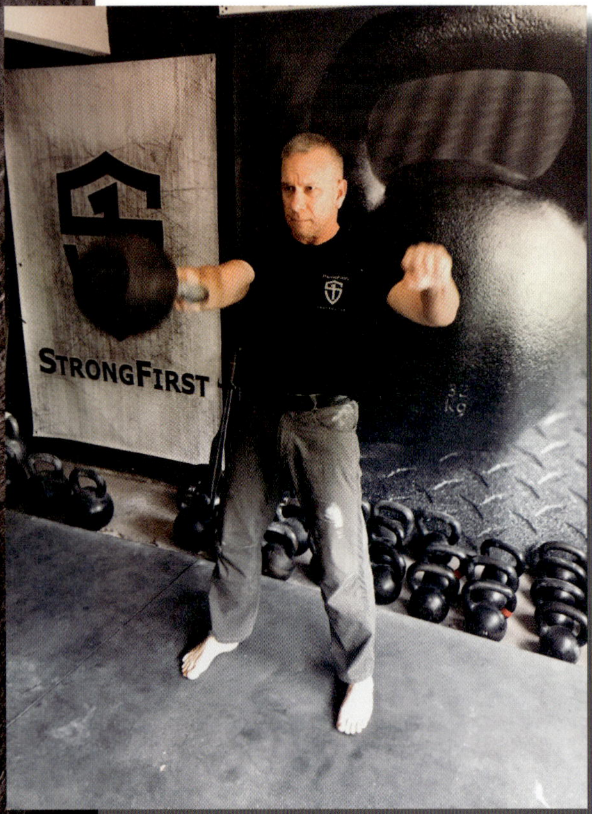

마스터 SFG인 마크 리프킨트

다시 대화를 할 수 있을 때 다음 세트를 할 수 있는 준비가 된 것이다.

토크 테스트를 통과했다는 것은 젖산이 통제하지 못할 정도는 축적되고 있지는 않으며 지구력을 위한 적응과정들을 자극하기 위한 대사적 환경이 최적화되어 있다는 것을 나타낸다. 지구력 전문가들은 유산소 대사를 활발하게 유지할 정도는 되면서도, 이를 방해할 정도는 아닌 약간의 산성 상태가 챔피언이 되기 위한 스태미나를 발달시키는 핵심이라고 말한다. HIIT에 주장하는 것과는 달리, 대화를 허용할 수 있는 정도의 스피드로 달리는 것, 즉 젖산 역치lactic threshold의 바로 아래에 있는 것이 지구력을 위한 선수 트레이닝의 가장 중요한 요소이다.

HIIT에 주장하는 것과는 달리, 대화를 허용할 수 있는 정도의 스피드로 달리는 것이 지구력을 위한 선수 트레이닝의 가장 중요한 요소이다.

베르호샨스키Verkhoshansky에 따르면, 위와 같은 방식을 높은 파워를 반복적으로 수행하는 운동에 적용하는 것은 낮은 강도의 항정 상태steady-state 운동만큼의 효과를 낸다고 한다.

그렇다면, 만약 토크 테스트가 허용하는 것보다 많거나 또는 적은 휴식을 취하면 어떻게 되는가?

만약 더 많이 쉰다면, 파워 측면에서는 약간 더 이득이 있겠지만 지구력 측면에서의 이득은 어느 정도 줄어든다. 훈련 시간이 길어진다는 것은 말할 필요도 없을 것이다.

만약 덜 쉰다면, 즉 강도 높게 운동하는 것에만 집중해 제대로 운동하지 않고 근육을 태우는 것에만 신경 쓴다면, 단기적으로는 컨디셔닝 능력과 체성분의 향상을 볼 수도 있다. 이는 당신의 신체는 강도 높은 해당 상태를 일종의 응급 상태로 인식하기 때문이다. 하지만 이는 주의하면서 드물게 사용해야 한다. 그리고 오로지 토크 테스트에 의해 절제된 훈련을 하여 만든 유산소 시스템적인 기초를 구축하고 난 뒤에만 아주 가끔씩 사용해야 한다. 해당성 작업을 과도하게 하면 결국에는 혹독한 대가를 치러야 할 것이다.

해당성 작업을 과도하게 하면 결국에는 혹독한 대가를 치러야 할 것이다.

요약하자면, 토크 테스트를 통과할 수 있는 스위트 스팟은 S&S가 추구하는 광범위한 목적들을 달성하는 데 최적의 휴식 시간이라는 것이다. 하지만 만약 애매하다고 생각되는 경우에는 더 쉬는 것이 덜 쉬는 것보다 낫다.

미국인들에게는 다음과 같은 '국기에 대한 맹세Pledge of Allegiance'를 읊어보는 것이 검증된 토크 테스트일 것이다.

> 나는 국기와 이 국기가 상징하는 공화국에 만인을 위한 자유와 정의를 위해 분리되지 않는 하나의 국가에 나의 충성을 맹세합니다.

리프Rlf는 말을 이어갔다.

> 나의 스윙 훈련 방법은 볼륨과 강도에 집중하고 휴식 인터벌에 대해선 그렇게까지 크게 신경은 쓰지 않는 것이다. 휴식 인터벌은 작업 능력work capacity과 피트니스가 향상됨에 따라 자연스럽게 줄어든다.

유산소 시스템의 상태가 좋아질수록 휴식 시간의 길이는 시간이 지남에 따라 유기적으로 줄어들기 하지만 날마다 변동성을 보인다. 어플이나 특별한 장치가 없어도, 로우 테크, 하이 콘셉트 방식의 토크 테스트는 당신의 몸에 귀를 기울이고 스트레스 정도, 피로 상태, 그 외 당신의 삶의 모든 사항에 대응하여 휴식 시간의 길이를 조정할 것이다.

유산소 시스템의 상태가 좋아질수록 휴식 시간의 길이는 시간이 지남에 따라 유기적으로 줄어든다.

토크 테스트를 따르고 휴식 시간을 강제로 줄이려고 하지 마라!

같은 말을 이전에도 했다는 것을 안다. 하지만 나는 또 한 번 더 강조할 것이다. 이는 그 정도로 중요한 것이다.

당신은 아마도 다른 기르빅들과 자신을 비교해보고 싶을 것이다. 즉 토크 테스트를 '어느 정도' 시간으로 통과하는 것이 좋은가?

딱 부러진 정답이란 없다. 유산소 컨디셔닝이 좋아질수록 더 빠르게 회복될 것이다. 하지만 다른 한편으론 매 반복 횟수마다 더 강력한 파워를 생산하게 될수록 더 많은 CP를 연소하기 때문에 더 많은 휴식을 취해야만 한다. 매우 파워풀한 선수가 토크 테스트 절차에 따라 10×10을 최대 파워로 스윙하는 데 30분이나 걸리는 것도 드문 일은 아니다.

심지어 시니스터를 완수한 사람도 매일 하는 S&S 수련에서 특정한 숫자로 훈련하지는 않는다. 그들이 5분 100회 스윙을 완수했을 때, 매일 하는 토크 테스트가 훈련을 조정했기 때문에 파워는 높았겠지만 최고로 출력하지 않았을 수도 있다. 파트 3 '하드스타일의 게으름' 챕터에서 이 부분에 대해 명확하게 설명할 것이다.

50파운드(약 68kg) 미만의 체중으로 시니스터 스윙의 기준(48kg 케틀벨로 10×10을 5분 안에)을 완수한 마스터 SFG 파벨 마첵은 마음을 편하게 먹고 휴식 시간은 길게 가지라고 하였다.

> 나는 정기적인 S&S 수련을 하는 동안에, 필요하다고 느끼는 것보다 더 충분하게 휴식을 취한다. 상대적으로 긴 휴식 시간은 '한 방에 한 놈씩 보낸다'는 정신으로 절대적으로 폭발적인 10회 반복 하드스타일 스윙을 할 수 있게 해준다. 테스트를 하는 날에만 휴식 시간이 어떤지 측정을 하며, 이날에도 스탠다드한 기준(5분에 100회의 하드스타일 스윙)을 충족하려고 '애쓰지' 않는다. 나는 할 수 있다고 100% 확신할 뿐이었고 그래서 테스트한다.
>
> 이러한 전략을 사용한 결과는 어땠을까? 나는 목표했던 컨디셔닝 효과 이외에도 더 많은 스트렝스와 파워를 얻었고 근육통도 줄어들었음을 경험하였다. S&S를 시작한 지 정확히 1년 뒤인 나의 40번째 생일에 48kg 케틀벨로 40회 연속 원암 스윙을 하였다. 그때의 세션은 다음과 같다. 왼팔로 20회 스윙, 손을 바꾸고 오른팔로 20회 스윙, 케틀벨을 내려놓고, 생일 축하 춤추기.

요약하자면, 정당한 자격이 있는 수련자로 인정되는 휴식 시간이란 없다. 시계를 볼 필요는 전혀 없다. 이는 잘못된 결정들만 유발할 뿐이다. 시계나 핸드폰이 아닌 당신의 몸과 호흡이 내는 소리를 들어라.

고중량의 원암 스윙 10회 세트들을 하는 동안 생기는 악력 문제 때문에 10~30초 정도 쉬는 휴식/정지 기법은 토크 테스트를 사용할 때 어떻게 작용하는지에 대해 궁금증을 유발할 수도 있을 것이다.

만약 당신의 악력이 이러한 상황에 처하게 된다면, 이는 곧 근육의 크레아틴 인산염이 부족해지기 시작한다는 것을 의미한다. 비록 이 로켓 연료를 완전히 보충하는 데는 5분이 걸리지만, 상당한 양의 CP는 매우 빠르게 재충전되어 10회 반복의 다른 세트를 하기 위한 정도는 아닐지라도 잠깐 중단한 세트를 마칠 정도는 충분히 공급될 것이다. 계산을 위한 목적으로는 이렇게 분할된 10회 반복은 하나의 세트로 간주하고, 세트를 멈춘 이 상태를 토크 테스트 통과로 여기지는 않는다.

토크 테스트를 따르고 휴식 시간을 강제로 줄이려고 하지 마라!

가장 신뢰할 만한 스텝 로딩

… 계속해서 변화하는 리프팅 중량 비율을 계산하는 복잡한 공식들을 사용하는 대신, 훈련을 즐길 수 있고, 부상으로부터 자유를 유지하며, 평온을 유지하는 가장 좋은 방법은 간단하게도 장시간 일정한 중량을 고수하는 것이다!

— 존 맥킨John McKean, 올드-스쿨 파워리프터이자 올-어라운드 리프터

글록 권총에는 안전 스위치가 없다. 총알이 약실에 들어가기만 하면 바로 발사 준비가 된다. 총기 전문가들은 이를 문제점이 아닌 장점으로 생각한다. 작은 안전 스위치를 돌리는 것은 미세한 운동 기술fine motor skill이다. 사격장 내에서의 안전 여부는 사실 큰 문제가 아니다. 진짜 문제는 생명이 위협되는 상황에서 벌어진다.

어떤 상황에서든지 언제나 준비되어 있기를 원하는가? 매우 힘든 스윙 몇 세트를 한 뒤에 어둠 속에서 119에 전화를 걸어보려는 연습을 해보라. 진지하게 하는 말이다. 스트레스가 많은 상황에서는 미세한 운동 기술은 저하된다. 실제로 위급한 상황에서 당황하여 경찰을 부르지 못하는 사례들이 많이 보고된다. 보안 전문가들이 이 간단한 '기술'을 연습하라고 권하는 이유이다.

반면 총신을 잡고 총알을 약실로 보내는 것은 큰 운동 기술gross motor skill이다. 연습을 통해, 당신은 앙증맞은 안전 스위치를 누르는 것보다 더 큰 신뢰도로 이러한 동작을 빠르게 할 수 있다. 게다가 심리적인 이점도 얻을 수 있다. 총신이 움직이는 소리는 당신을 해치려는 사람에게 경고 사격과 같은 역할을 한다.

S&S에서는 프로그램의 신뢰성을 극대화하기 위해 일부러 안전 스위치, 즉 러시아인들이 부하 가변성load variability 또는 '변동성'이라고 부르는 것을 제거하였다.

소련의 코치들은 시행착오를 통해 볼륨이나 강도가 높을수록 프로그래밍에 '변동성'이 필요하다는 것을 알게 됐다. 힘든 날을 힘겹게 밀어붙일수록 가벼운 날이 쉬워져야 한다는 이야기이다.

그 반대의 상황도 마찬가지이다. 만약 힘들게 훈련하는 날heavy day이 없다면 가볍게 훈련하는 날light day은 필요하지 않다. 이는 힘든 주간, 가벼운 주간도 마찬가지이다.

**힘든 훈련일이 없다면,
가벼운 훈련일은 필요하지 않다.**

훈련 프로그래밍에서 안전 스위치를 제거하는 개념과 같은 것을 스텝 로딩step loading이라고 부른다.

'점진적 과부하'라는 이름 아래, 대부분의 훈련생들은 야심차게 중량과 반복수를 높이거나 휴식 시간을 줄인다. 이러한 과정은 빠른 성과를 가져오지만 정체기가 뒤따르고, 더 나쁜 점은 부상과 오버트레이닝을 초래한다는 것이다. 이러한 점에 대응하기 위해 코치들은 낮은 강도의 훈련일/훈련 주간을 사용하는 디로딩 전술deloading tactics을 개발하였다. 이러한 전술은 효과가 있긴 하지만 완벽하진 않다.

반면 과부하를 적용하지 않는다면 디로딩을 할 필요가 없다. 이것이 바로 스텝 로딩의 묘미이다. 번거롭지 않게도 강도 높은 훈련 부하(중량, 세트수, 반복수, 휴식 시간)를 선택하고 이것이 쉽게 느껴져 이를 소유할 때까지 그대로 유지하는 것이다. 그 뒤에야 다음 단계로 올라갈 수 있다.

반세기 전, 소련의 최고 전문가들, 마트베예프Matveev 교수, 오졸린Ozolin, 플라토노프Platonov는 부하 안정화에 따른 점진적 증가가 매우 효과적이고 신뢰할 수 있는 진행 전략이라고 결론지었다.

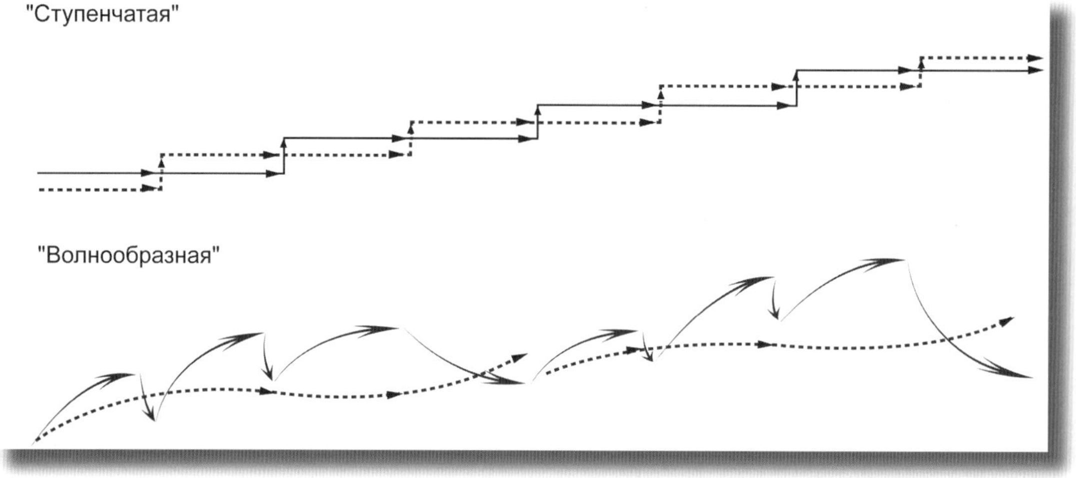

레오니드 마트베프 교수의 책에 수록된 스텝 로딩(위쪽)과 웨이브 로딩(아래쪽). 실선은 볼륨을 나타내고, 점선은 강도를 나타낸다. 두 훈련 진행은 모두 시니스터이긴 하지만 스텝 로딩은 심플하다.

이와 같은 주장을 하는 것은 이들만이 아니었으며 처음 주장된 이야기도 아니었다. 많은 올드타임 스트롱맨들은 "많은 옛날의 힘센 사람들은 '지속적인 중량 훈련constant working poundage training'으로 수련하였다. 보디빌딩 관련 저술가인 스튜어트 맥로버트는 다음과 같이 설명한다.

> 몇 달 동안 그들은 주어진 운동에 대해 같은 세트로 많은 반복수를 일상적으로 지속해나갔다. 이를 통해 쌓인 부하량은 그들에게 세금을 부과하긴 했지만, 절대로 그들을 한계까지 밀어붙이지는 않았다.
>
> 그들은 1년에 몇 차례 정도, 컨디션이 좋거나 혹은 경쟁에 의해 동기 부여가 생겼을 때, 일상적인 훈련을 멈추고 새로운 개인 최고 기록을 시도하곤 했다. 그러고 난 뒤, 다음 단계를 위해 규칙적으로 하던 훈련 중량을 약간 늘린다. 자신들이 하고 있던 반복수를 유지하기 위해 최대 중량보다는 낮긴 하지만 이전보다는 좀 더 높은 중량을 사용하고, 이 중량이 힘겹다고 생각되지 않을 때까지는 유지할 것이다. 그러고 나서 또 다른 기록들이 이어지면, 새로운 훈련 중량(이전보다는 무거운)은 다음 몇 달 또는 그 이상 사용될 것이다.

엘리트 체조 코치이자 훌륭한 책 『Building the Gymnastic Body』의 저자인 크리스토퍼 소머Christopher Sommer는 이러한 진행 방식을 '안정 상태steady state'라고 불렀다. 이는 스텝 로딩과 같은 개념이다.

> 안정 상태는 내가 선수들과 함께 사용하기 위해 개발한 최고의 훈련 주기이다. 약 8~12주마다 '부하'를 추가하는데, 선수가 주어진 부하에 대해 과부하(힘들게 노력해야 함), 일반 부하(중간 정도 노력해야 함), 그리고 저부하(쉽게 느껴짐)라는 순서로 체감해야만 부하량을 높일 수 있다.
>
> 대부분의 코치나 트레이너, 운동선수들이 가지는 가장 흔하면서도 심각한 실수는 신체적으로 체감되는 부하가 쉬워진다고 인식되는 상태, 즉 회복 단계에 충분한 시간을 주지 않는다는 점이다. 이것은 실제로 모든 훈련 주기에서 가장 중요한 부분이며, 현재 얻은 훈련 이득을 견고하게 만든다.
>
> 올바르게 설정된 안정 상태 훈련 주기를 활용하면 신체적 부상과 심리적 스트레스로 인한 정신적 소진이 거의 발생하지 않는다.

각 '스텝'의 기간은 일주일에서 수개월까지 다양할 수 있으며, S&S에서는 4주이다. 스텝 로딩은 매우 신뢰성이 높고 큰 보상을 준다. 오늘 좀 더 무거운 스윙과 겟업을 추가하라. 그러면 당신을 단련시킬 것이다. 한 달 동안 고수하면 그 중량은 점점 가볍게 느껴질 것이다.

스텝 로딩은 어른으로 만드는 훈련 과정이다. 이 방법은 참을성 없는 아이들을 선별해낸다.

**스텝 로딩은 어른으로 만드는 훈련 과정이다.
이 방법은 참을성 없는 아이들을 선별해낸다.**

어린아이들은 한 달 동안의 부하 유지를 시간 낭비라고 걱정한다. 하지만 걱정하지 마라. 동일한 작업 부하를 반복해도 여전히 진전은 이루어진다. 만약 이 점이 사실이 아니라면, 벌목과 비슷한 직업은 아이를 사나이로 만들지 못할 것이지만, 벌목꾼들이 강인한 사람들이란 사실은 부인할 수 없다. 당신은 올드타임 리프터들이 말하곤 했던 것처럼 '당신의 이득을 굳건하게' 만들 것이다.

소련의 대표적인 스포츠 생화학자인 니콜라이 야코블레프Nikolay Yakovlev 교수는 장기간의 훈련이 단기간의 자극에 의한 것보다 세포 수준으로 더 깊고 심오한 재건으로 이어진다는 것을 발견하였다. 이 결과는 미래의 퍼포먼스 향상의 돌파구를 마련할 안정적인 기반이 된다.

**당신은 올드타임 리프터들이 말하곤 했던 것처럼
'당신의 이득을 굳건하게' 만들 것이다.**

번외로, 만약 한 달 동안 같은 중량에 머무른다는 생각이 당신을 미치게 만든다면, 중량, 반복수, 훈련 밀도를 높이지 않고도 운동을 훨씬 더 어렵게 만드는 다른 방법들이 있다. 스윙의 속도를 높이고, 겟업의 속도를 늦추고, 두 운동 모두에서 결점 없는 기술을 발휘하는 것이다. 파트 3의 '어려울수록 더 좋다' 챕터를 참고하라.

S&S 훈련 진행의 표준적인 비율은 여성의 경우 주당 0.2kg, 남성은 0.4kg으로 각각 약 0.5파운드와 1파운드이다. 1년으로 계산하면 남성의 경우 45파운드짜리 바벨 플레이트, 여성의 경우 그 절반 정도가 더해진다는 것을 깨닫는다면 결코 성장 속도가 낮은 것이 아니다. 이는 완전 초짜가 심플 기준을 충족하는 상당한 수준의 리프터로 발전한다는 것을 의미한다.

그렇다고 해서 유아용 중량으로 스텝 로딩을 설정하려는 또 다른 극단적인 행동은 피하도록 한다. 마스터 SFG인 파비오 조닌은 로딩 단계의 길이를 설정할 때에는 극단으로 빠지는 것을 방지하는 것이 목표라고 강조한다. 즉 너무 서두르거나 아무 곳으로도 가지 않는 것을 피해야 한다. "(남성의 경우) 16kg을 몇 달 동안 스윙을 한다고? 그건 좋지 않다."

"16kg을 몇 달 동안 스윙을 한다고? 그건 좋지 않다."

중량 사이에 있는 띔움의 도약

비유기성과 유기성은 모두 이른바 계단 함수 변화의 특징을 가진다.
이 '함수'는 선택된 간격에서 일정하지만, 도약과 함께 간격마다 변화한다.

— 아카디 보로비예프 교수

서구 사회의 사람들이 처음 러시아 케틀벨을 마주했을 때, 그 사이즈 사이의 크기 차이를 보고 놀랐다. 소비에트연방 시절, 남성들을 위한 고전적인 케틀벨 세트는 초미니멀리스트에 걸맞는 16, 24, 32kg이었고 아무도 더 많은 선택을 요구하지 않았다. 이와 같이 제한된 이유는 아마도 비용을 아끼고 케틀벨을 놓는 공간을 절약한다는 평범한 것이었을 것이다. 하지만 과학이 일상의 실천 사항을 따라잡으면서 케틀벨 사이즈 간의 이점에 큰 격차가 있는 여러 이유가 밝혀졌다.

먼저, 역도 세계 챔피언이자 올림픽 챔피언인 아르카디 보로비예프 교수는 "강해져라!"라는 메시지를 신체에 전달할 때는 부하의 변화가 급격한 것이 미약한 변화보다 더 낫다는 것을 발견하였다.

> 화학적 에너지를 역학적, 전자기적, 그리고 열 에너지로 전환하는 과정 또한 단계적으로 일어난다. 세포 및 세포 이하 수준의 불연속적인 변화는 살아있는 유기체의 특성 중 하나일 가능성이 높다. 이에 따라 우리는 선수의 기능적 능력이 따라갈 수 있는 수준 내에서 부하 변화를 급작스럽게 점프시킬 것을 제안한다. 훈련 부하를 구성하는 이러한 원칙을 통해 총부하 볼륨을 낮게 하면서도 더 높은 결과를 얻을 수 있을 것이다.

"에너지의 전환 과정은 단계적으로 일어난다."

둘째, 큰 점프는 '선택의 폭정'을 물리친다. 이에 대해 댄 존은 다음과 같이 설명하였다.

> 내가 케틀벨을 좋아하는 이유는 다음과 같다. 선택의 여지가 없다는 점이다. 대부분의 체육관들은 덤벨을 10파운드 단위, 혹은 5파운드 단위별로 갖추고 있다. 벤치프레스를 위한 기계들도 엄청나게 많다. 이러한 것을 조합하면 백만 가지의 조합이 나올 것이다.
>
> 우리의 뇌는 그렇게 많은 일을 처리하기 싫어한다!
>
> 케틀벨로 훈련하는 경우, 운동 선택은 3가지 정도밖에 없다. 종종 한 가지 운동만 할 수 있는 경우도 있다.
>
> 선택의 폭이 좁아지면, 정신력을 위한 RAM 공간 차지도 적어진다. 더 많은 선택 사항이 주어질수록, 운동을 밀어붙일 수 있는 여력도 적어진다.
>
> 선택으로 골머리 썩지 말라. 그냥 더 많이 해라.

선택으로 골머리 썩지 말라.
그냥 더 많이 해라.

셋째, 마크 투미는 중량 부하의 매우 점진적인 진전은 야금야금 근비대를 일으켜 훈련생이 기술적으로 "아하!" 하는 순간을 빼앗아간다고 언급하였다.

넷째, 공격적인 중량 변화는 현재 중량의 소유권을 만드는 데 시간을 들인다. 이전 케틀벨을 지배하는 것 말고는 다음 케틀벨 중량으로 나아갈 방법은 없다.

이전 케틀벨을 지배하는 것 말고는
다음 케틀벨 중량으로 나아갈 방법은 없다.

다섯 번째, 아기 걸음은 남성, 여성 동지들이 고중량에 맞서 설 수 있는 기회를 박탈한다. 러시아의 파워리프팅 코치들은 때때로 리프트당 한 번의 시도만 허용하면서 그들의 선수들을 위한 체육관 내 대회를 연다. 점진적인 증가에 따라 상승하는 것을 느끼는 것은 위안이 되지 않는다. 케틀벨에 적용히면, 예를 들어 당신은 24kg에서 32kg으로 겟업을 전환하고 싶은 욕망이 있을 것이다. 이는 33%나 성장한 것이며, 진정한 믿음의 도약이다.

수학적인 방법에 따르면, 8~12kg(50%)과 28~32kg(14%)에서 4kg 차이는 동등한 이동이 아니라는 지적이 나올 것이다. 무균 상태의 수학 세계에서는 그런 말이 그럴듯할지도 모르지만, 실제 삶에서는 삶의 복잡함이 이를 보정한다.

8kg으로 겟업을 하는 여성은 초심자이고 이 무게는 아마도 그녀의 현재 스트렝스에는 한참을 못 미치는 것이리라. 초심자인 그녀는 동작을 배우기 위해 매우 가볍게 시작해야 한다. 따라서 4kg의 중량 증가는 그녀의 스트렝스 50%에도 훨씬 못 미치는 것이다. 하지만 일단 자세를 익히면 12kg까지 곧장 뛰어오르는 데 어려움이 없을 것으로 보인다. 남성의 경우 16kg에서 24kg으로 늘어나는 것도 마찬가지이다.

중량 증가폭을 크게 하는 것에 찬성하는 반박할 수 없는 주장들에도 불구하고 예외 사항들은 존재한다. 파벨 마첵은 S&S에서 추천히는 중량 짐프에 맞시 않는 사람들이 있다고 지적한다. 적어도 그들에게는 좋은 스팟터가 필요하다. 중량 증가 크기는 최대 절반(여자 2kg, 남자 4kg)으로 줄이고 각 단계를 지속하는 시간을 절반으로 줄여야 한다.

원암 스윙에서 공격적으로 중량을 증가시키는 것은 악력 차원에서 문제를 일으킬 수 있지만, 이는 휴식/정지 기술로 쉽게 해결할 수 있고 중량 증가폭을 절반으로 줄일 필요는 거의 없다.

중량 증가폭에 대해서 여성은 2kg/4kg, 남성은 4kg/8kg으로 고정하여 제한할 이유는 없다. 믹스 매치도 가능하다. 예를 들면, 겟업은 작은 폭으로 스윙은 큰 폭으로 중량을 추가해도 된다. 또는 S&S의 여정 도입부에는 작은 폭의 증가를 하다 중간에는 큰 폭의 증가, 그 뒤 성장세가 둔해지면 작은 폭으로 조절하여도 된다.

공격적인 점프는 현재 훈련 중량의
소유권을 갖는 데 시간을 들이게 강제한다.

타일러스 심플 요약 정리

단순하게 하라. 단순하게 하라.

— 헨리 데이비드 소로

한 가지 '간단화'로 충분했을 것이다.

— 랄프 왈도 에머슨

1. 케틀벨 훈련 주의사항을 지킴

   케틀벨은 항상 장전된 총처럼 다룬다.

2. 수련

   S&S는 운동이 아니라 강하게 움직이는 수련이다.

3. 스케줄

   당신의 몸이나 스케줄이 필요할 때 가끔 쉬면서 거의 매일 훈련한다.

4. 워밍업

   고블렛 스쿼트, 힙 브릿지, 헤일로를 5회 반복, 3써킷으로 한다. 선택 사항으로, 신발이나 가벼운 중량으로 겟업을 여러 차례 한다.

5. 스윙 훈련

   10/10 원암 스윙을 한다. 두 팔을 합쳐 100회를 한다. 모든 반복에서 최대 파워를 출력하려고 노력한다. 절대 파워를 가두려 하지 마라. 파워와 케이던스(반복 속도 리듬)를 혼동하지 마라. 초크를 사용한다.

매 2일 또는 3일 훈련일마다 원암 스윙과 같은 중량으로 투암 스윙을 한다.

6. **겟업 훈련**

한 팔당 1/5 겟업을 한다. 움직임을 서두르지 않는다.

7. **쿨-다운**

수동적인 스트레칭을 1~3세트 수행한다(90/90 스트레칭과 QL 스트래들). 풀업 바를 구비하고 있다면 매달리기를 한다.

8. **세트 사이 휴식**

능동적으로 휴식을 취한다. 걸어다니면서 긴장을 털어내고 고무밴드를 사용하여 손가락 신전근들을 활성화시킨다. 항상 코를 통해 숨을 들이마시고 완전히, 심지어 과장되게 내쉬면서 차분하고 깊게 숨을 쉰다. 토크 테스트를 통과할 수 있을 만큼 회복되었을 때 다음 스윙이나 겟업을 한다.

원암 스윙에서 좀 더 무거운 중량을 할 때 악력에 힘이 부치는 느낌이 든다면, 움직임의 질을 망치기 전에 세트를 멈춘다. 손끝에 물기를 털어내는 시늉으로 팔뚝을 풀면서 10~30초간 휴식을 취한 후 다시 스윙을 하여 세트를 마친다.

9. **훈련 진행**

점차 무거운 중량으로 소유권을 변경해나간다.

두 리프팅에서 모두 같은 단계 진행을 사용한다. 매 4주마나 한 세트를 더 무거운 중량(여성 4kg, 남성 8kg)으로 교체한다.

이때 세 번째 세트부터 중량 증가를 적용해 마지막 세트까지 진행한 후, 그다음에 처음 세트와 두 번째 세트까지 중량을 교체해나간다.

10. **충격 요법**

한 달에 한두 번, 몸을 망가뜨리지 않고 정신력을 시험해볼 수 있는 신체적인 도전을 한다.

타임리스 심플 목표	여성	남성
10회 반복 세트들로 원암 스윙 100회(두 팔의 합)	24kg	32kg
스윙 이후 한 팔당 겟업 5회(1세트당 1회)	16kg	32kg
세트 사이 휴식 시간은 토크 테스트로 조절한다.		

사람들이 S&S를 실패하는 이유

by 마스터 SFG 파벨 마첵

- 글을 읽을 줄 모르거나, 간단한 지시사항을 따르지 않음.
- 수련을 하지 않고 테스트만 함. 나의 경우, 시계는 거의 쳐다보지 않고 그저 이 운동을 즐길 뿐이다. 때로는 세트 사이에 1분 30초, 아마도 2분 혹은 그 이상 정말 긴 휴식을 취했다고 생각하던 때도 있다.
- 너무 무거운 중량으로 시작해서 진행을 하기 힘듦.
- 고중량 세트들을 너무 빨리 추가함.
- 훈련을 진행할 케틀벨이 충분하지 않음.
- 주당 훈련 세션들이 충분하지 않음. 처음에는 주당 5~6회 훈련하는 것이 좋다. 나중에는 한 주에 4차례 또는 하루씩 건너가며 훈련을 한다. 많은 사람들이 일주일에 2~3번만 수련하는데, 이는 충분하지 않다. 수련이 없으면 기적도 없다.
- '라이트 데이(투암 스윙)' 옵션을 사용하지 않음. 내 생각에는 이 부분이 프로그램에서 자주 간과되는 부분인 것 같다.
- 초크를 사용하지 않음.
- 프로그램을 변경하거나 다른 무언가를 프로그램에 추가함. 예를 들면, 16kg으로 S&S를 하는 남성이 푸시업도 추가하고, 풀업도 추가하고, 이것도 추가, 저것도 추가하는 경우.
- 벽(한계)에 부딪히게 되었는데, 한 걸음 뒤로 물러났다 다시 가지 않고 계속해서 벽에 머리를 박고 있는 경우(이러한 상황은 주로 심플 위의 중량에서 생기므로 Part III. PT에서 디로딩에 대해 논의할 것이다).
- 프로그램을 고수할 만큼의 인내심이 없음. 이러한 사람들은 2~3달이 지나면 지루해한다. 내게는 변화가 없는 것이 장점이었다. 머리를 필요도 없이, 거의 매일 스윙100회, 겟업 10회만 하면 되는 것이기 때문이다. 무술과 삶에 집중할 수 있는 시간이 있어 좋았다.

PART III: 시니스터 Sinister

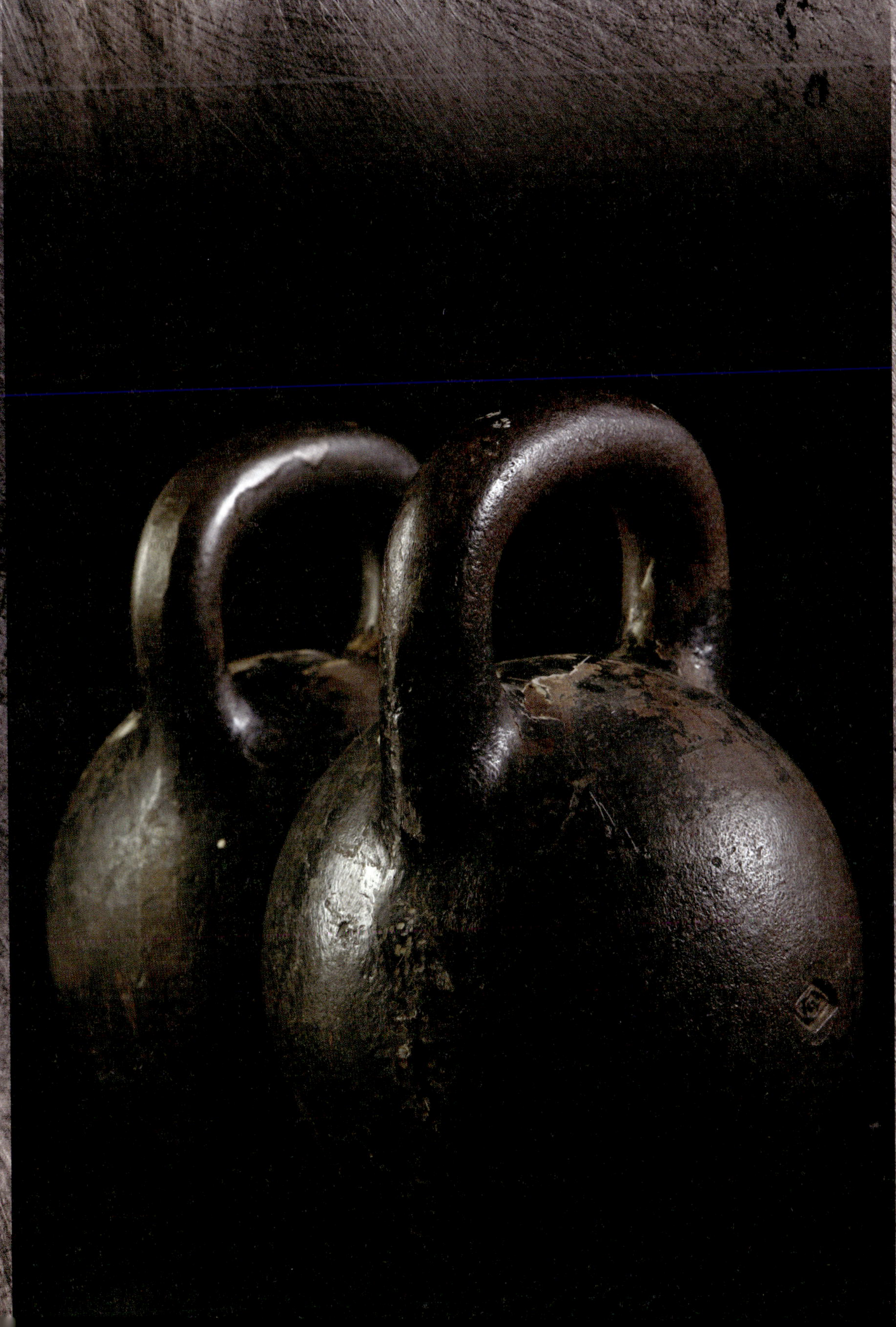

200달러짜리 케틀벨을 다루는 이점

갑자기 힌두쿠시 산맥 등반은 쉽게 느껴진다.

– 마이클 일렉Michael Yilek, 미 육군 저격수,
하드스타일 케틀벨 훈련을 시작한 직후

당신은 이제 타임리스 심플을 완수하였다. 존경을 표하는 바이다. 당신은 여러 달 동안 지루한 프로그램을 고수하였고 주요 이정표를 달성하였다. 대부분의 사람들은 여기까지 오지 못하고 포기한다. 그들은 최신 유행에 정신이 팔려 길을 잃은 것이다.

대부분의 사람들은 여기까지 오지 못하고 포기한다. 그들은 최신 유행에 정신이 팔려 길을 잃은 것이다.

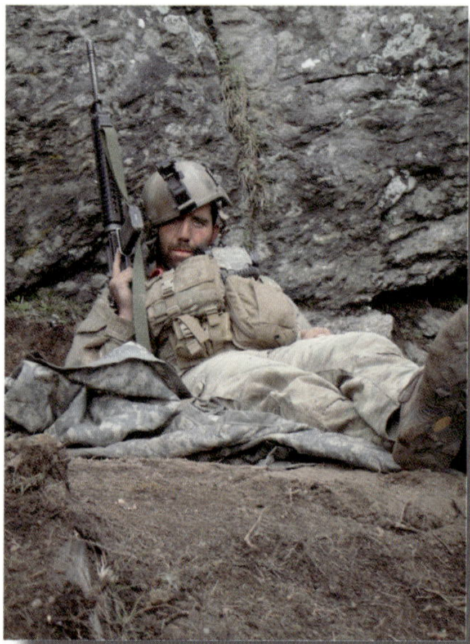

마이클 일렉, 미 육군 저격수

스트렝스와 스킬에 단단한 기반을 쌓았으니, 시간-기반의 심플, 시니스터 표준을 수행할 때가 왔다. 방법은 다음과 같다.

일단 타임리스 심플을 소유하고 나면, 당신이 가지게 된 더 큰 파워와 스트렝스에 맞추기 위해 스케줄이 약간 바뀐다.

훈련 주기는 거의 매일에서 일주일에 3~4회로 줄인다.

심플 & 시니스터 스케줄 선택						
월	화	수	목	금	토	일
X		X		X		
X	X		X	X		

워밍업은 간소화한다. 고관절 신전 움직임이 사전 준비 없이도 스윙의 탑 자세마다 제대로 나오고 완벽하다면 힙 브릿지는 제외해도 된다. 겟업의 모든 단계에서 어깨가 문제없이 잘 작동한다면 헤일로도 제외해도 된다.

하지만 가블렛 스쿼트는 제외해서는 안 된다. 만약 고관절이 자유롭게 움직인다면 프라잉을 적용하는 세트를 1세트로 줄이고 남은 2세트는 좀 더 무거운 중량으로 하거나 남은 2세트에 프라잉 동작을 넣지 말고 하단 자세에서 멈추는 가블렛 스쿼트를 한다.

> 예를 들어 16kg×5(프라잉), 32kg×5/2(아래에 잠시 멈췄다가 일어서기를 하는 것이다.)
> 또는
> 6kg×5(프라잉), 24kg×5(정지), 32kg×5(정지)

프라잉을 하지 않는 스쿼트 정지 가블렛 스쿼트의 중량은 원암 스윙 중량과 일치하는 것을 목표로 한다.

점점 더 강해지고 컨디셔닝이 잘 되어갈수록 스텝 로딩의 진행에도 불구하고 정체기에 부딪힐 가능성이 높아진다. 만약 당신이 모든 것을 원칙대로 해왔지만 발전이 지연되고 있다면 이제는 물러나는 방법을 사용하는 고전적인 파워리프팅 전략을 도입해야 할 때이다.

방법은 간단하다. 몇 주 동안 케틀벨 사이즈를 한두 개 정도 떨어뜨린 후 다시 쌓아나가는 것이다.

<table>
<tr><th colspan="2">파벨 마첵이 한 디로딩을 사용한 진행 예시</th></tr>
<tr><td>주</td><td>40kg×10/6, 48kg×10/4에서 정체</td></tr>
<tr><td>1</td><td>32kg×10/10</td></tr>
<tr><td>2</td><td>40kg×10/10</td></tr>
<tr><td>3</td><td rowspan="2">40kg×10/8, 48kg×10/2</td></tr>
<tr><td>4</td></tr>
<tr><td>5</td><td>40kg×10/6, 48kg×10/4</td></tr>
</table>

비록 성장을 계속 이루고 있더라도 삶의 요구사항들(육체적, 정신적, 또는 감정적)이 비정상적으로 높다면 며칠 또는 몇 주 동안 때때로 뒤로 물러나는 것을 선택할 수 있다. 그리고 케틀벨 훈련을 쉴 수밖에 없는 상황이 닥쳐도 디로딩이 필요하다.

이제 시간 기반의 S&S 목표를 추구하려 하기 때문에 믿을 만했던 토크 테스트는 포기하고 스탑 워치를 잡게 될 기회가 생길 것이다. 그때는 바로 금요일이다. 자세한 사항은 '죽어도 한다' 챕터에서 다룰 것이다.

하지만 시간 기반의 도전을 하기 선 스트렝스 파워 그리고 에너지 관리에 대한 기술들을 깊게 만들어야 한다. 다음 페이지들에서는 스트롱퍼스트 케틀벨 기술의 기본 원리 및 적용에 대해 알아볼 것이다. 이러한 미묘한 개념들은 반복해서 읽는 것과 수련 그리고 수련이 필요하다. 이렇게 골버리를 얇는 과정에 의한 보상은 달콤할 것이다. 다양한 신체적 능력에서 훨씬 더 높은 수준의 퍼포먼스를 발휘하는 것이다. 게다가 이에 드는 노력은 줄일 수 있으면서 즐거움까지도 얻을 수 있다.

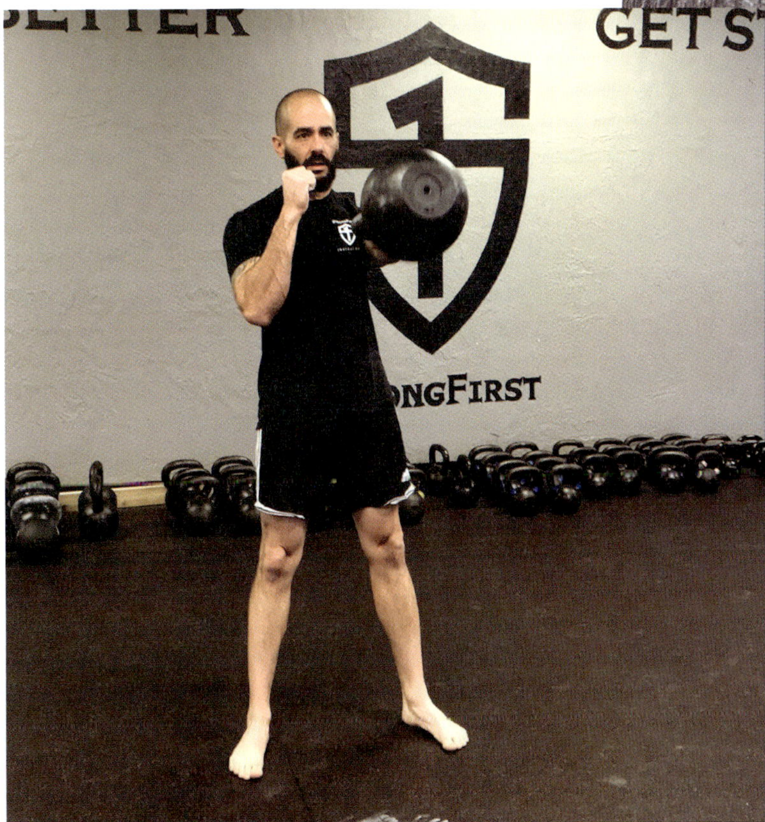

SFG 팀 리더 '시니스터' 브라이언 마이어

타임리스 심플을 달성하고 나면 프로그램은 변경된다

- 달리 명시되지 않은 한 이전의 모든 지침은 계속 적용된다.
- 훈련 주기를 일주일에 3~4번으로 줄여라.
- 더 이상 필요하지 않다면 준비 운동에서 헤일로와 힙 브릿지를 제거할 수 있다.
- 스쿼트를 위한 완벽한 관절 가동성을 달성했다면 처음 다섯 번의 반복 동안만 프라잉을 한다. 두 번째와 세 번째 세트의 경우 원암 스윙 무게에 맞춰 더 무겁게 진행한다. 바닥 자세에 잠시 멈추되 프라잉은 사용하지 않는다.
- 훈련 진행이 멈췄다면 몇 주 동안 케틀벨 사이즈를 한두 개를 떨어뜨린 후 다시 쌓아 올린다.
- 금요일에 시간제한 테스트를 위한 훈련을 도입하라. 시간제한 테스트를 치르기 전에 몇 달 동안 다음 챕터들에서 배울 사항들을 수련하라.

  - 하드스타일
  - 스피드 지구력이 해답이다
  - 하드스타일 게으름의 비밀
  - 호흡 지배의 비밀

  타임리스 심플에 도달하기 훨씬 전이라고 하더라고 위 챕터의 내용들은 언제든지 수련해도 된다.

하드스타일

훈련할 때에는 전장에 있다는 마음가짐으로 훈련해야만 한다.
몸은 단단하게 만들어야 한다. 실제 적을 공격하고 방어하는 것과 같은
강도와 마음가짐으로 수련한다면, 전장에서도 자연스럽게 강한 모습이 나올 것이다.

– 오키나와 가라테 마스터, 안코 이토수Anko Itosu

우리 스트롱퍼스트에서 가르치는 '하드스타일hard style' 케틀벨 훈련은 소련의 특수부대에서 유래되었다. 1970년대에 특수부대원들은 가라테 기반으로 육박전을 훈련했다. 1980년대의 하드스타일 케틀벨 훈련은 하드스타일 격투를 돕기 위해 발전한 것이다.

"훈련할 때에는 전장에 있다는 마음가짐으로 훈련해야 한다."

무술의 관점에서 보자면 '하드스타일'은 힘에 힘으로 대항하며, 신체의 스트렝스를 매우 중요하게 여기는 유파를 말한다.

가라테 고수인 마사토시 나카야마Masatoshi Nakayama는 "가라테 기술의 핵심은 '키메kime'이다"라고 설명했다. 키메는 보통 '집중focus'을 의미한다. 키메의 의미는 올바른 기술과 최대 파워를 사용하여 최대한 짧은 시간에 대상을 폭발적으로 공격하는 것이다. 가라테 마스터는 최대 노력의 중요성을 강조하기 위해 우리에게 '일격필살one strike, one kill'의 역사를 설명하였다.

나카야마는 "가라테와 매우 유사하더라도, 키메가 없는 테크닉은 진짜 가라테라고 볼 수 없다"라고 말을 더했다. 이는 비접촉 스파링에도 똑같이 적용되며, 반드시 최대의 힘을 집중해서 사용해야 한다고 가라테 마스터 나카야마는 강조했다.

스트롱퍼스트도 같은 입장이다. 우리에게 '하드스타일'은 고대 가라테 철학을 스트렝스 훈련에 적용한 '일격필살'이다.

'하드스타일'은 '일격필살'의 고대 가라테 철학을 스트렝스 훈련에 적용한 것이다.

망설이지 마라. 이것이 하드스타일이다.

영화 〈용쟁호투Enter the Dragon〉에 이소룡과 함께 출연한 존 '로퍼' 색슨John "Roper" Saxon은 이소룡이 자신에게 케틀벨 스윙을 보여준 이야기를 한 적이 있다. 이소룡은 스윙의 정점 자세에서 펀치를 하기 위해 파워를 모으는 것처럼 잠시 멈추었다. 이것이 바로 키메이다. 이것이 바로 스트롱퍼스트에서 스윙을 가르치는 방법이다.

"락아웃 시에 엄청난 힘을 주어라. 수동적으로 흔들지 말라." 파워리프팅 세계 챔피언 도니 톰슨Donnie Thompson은 스윙을 이렇게 가르친다. 이것이 키메이다. 톰슨은 하드스타일 케틀벨 훈련을 통해 9개월 만에 그의 데드리프트 기록을 766파운드(약 347kg)에서 832파운드(약 377kg)로 늘렸으며, 벤치프레스는 10파운드(약 4.5kg)를 늘렸다.

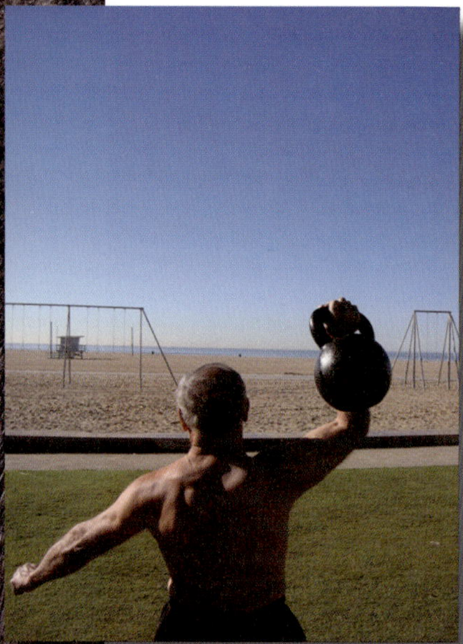

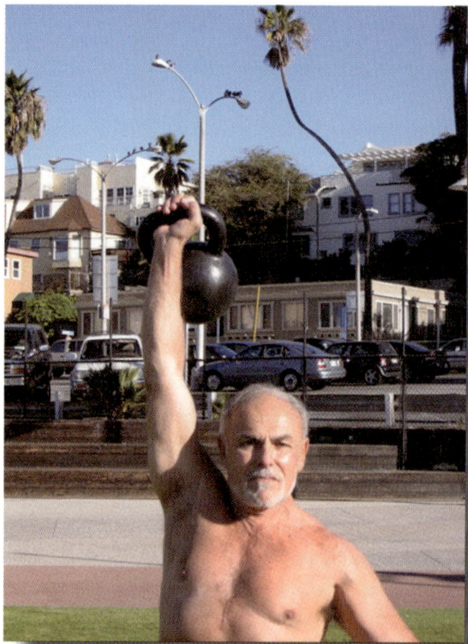

존 '로퍼' 색슨이 71세의 나이로 캘리포니아 산타 모니카의 머슬 비치에서 엄격한 32kg 밀리터리 프레스를 선보이고 있다.

"락아웃 시에 엄청난 힘을 주어라.
수동적으로 흔들지 말라."

스트렝스 훈련의 권위자인 프레드 햇필드Fred Hatfield 박사는 기존의 웨이트 트레이닝 세트의 최소 75%는 낭비되고 있다고 지적하였다. 기존의 훈련에서는 리프팅의 일부, 오직 마지막 반복에서만 최선을 다한다. 세트의 나머지에서는 반만 노력하고 반동을 이용할 뿐이다. 하트필드는 중량을 드는 모든 순간들과 모든 반복수에서 최대한 밀어붙이라고 지도하였다.

F=ma. 힘은 질량과 가속도의 곱이다. 올바른 방법으로 속도를 높이면 원하는 만큼 '무겁게' 만들 수 있다. 보상가속도 훈련(CATcompensatory acceleration training)을 통해 최초로 1000파운드(약 454kg) 스쿼트를 해낸 하트필드 박사는 "이제 4번의 워크아웃을 하던 리프터에게 최대 가속도로 단 하나의 워크아웃만을 시켜보라"라고 말했다. 그는 셀 수 없이 많은 엘리트 파워리프터, 미식축구 선수, 농구 선수 그리고 다른 운동선수들을 성공적으로 훈련시켰다.

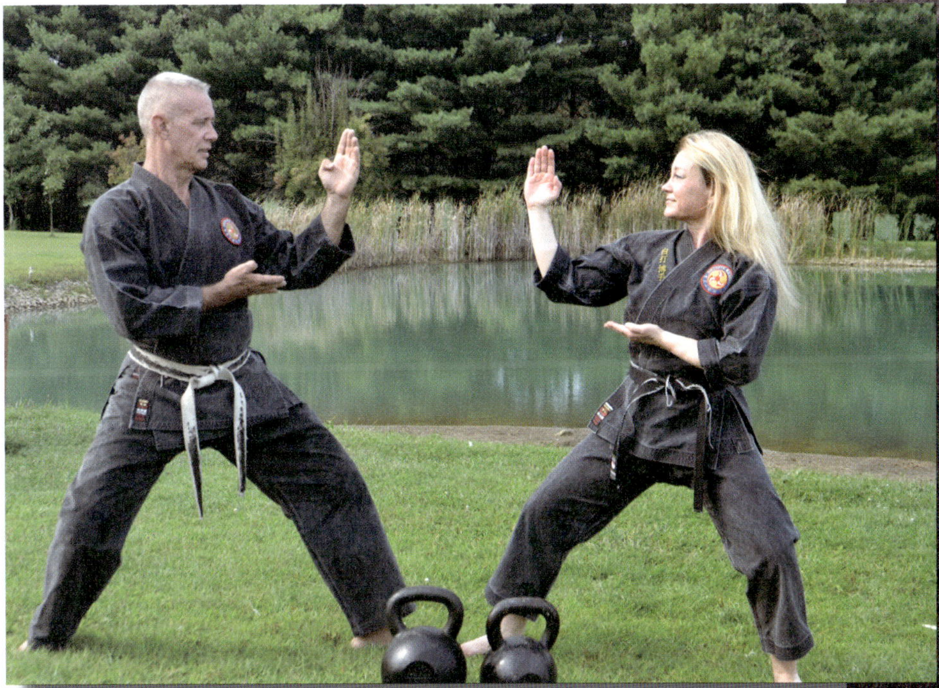

게리Gary와 르네타 뮤직Reneta Music:
SFG 팀 리더, 슈리테 가라테 그랜드 마스터(8단), 마스터 인스트럭터(5단)

올바른 방법으로 가속하면 주어진 질량을 원하는 만큼 '무겁게' 만들 수 있다.

하트필드 박사는 유산소 능력을 향상시키기 위해서도 폭발적인 훈련을 선호했다. 특히 반복 횟수 사이에 잠깐 멈춰 이완하는 폭발적이고 리드미컬한 리프팅을 추천했다. "각 반복 횟수에는 최대의 노력을 쏟아부어야 하며, 최대하 저항에 대해 최대 수축을 하여 여러 번의 반복 횟수도 수행할 수 있어야 한다."

익숙하게 들리지 않는가?

하드스타일 훈련은 체지방 제거에도 매우 효율적이다. 한 연구에서 같은 운동을 할 때 폭발적인 경우와 폭발적이지 않은 경우의 에너지 소비에 대해 비교했으며, 폭발적인 운동이 예상대로 더 많은 칼로리를 소비했다. "스윙은 비효율적이며, 이것이 바로 체지방을 많이 연소시키는 이유이다"라고 댄 존은 설명했다. "자전거를 타는 것은 효율적이다. 살찐 사람은 자전거를 영원히 탈 수 있다."

그렇다. 더 가벼운 무게로 더 많은 횟수를 반복하여 같은 양의 칼로리를 소비할 수 있다. 그렇지만 왜 그렇게 하는가?

유명한 경제학자 밀튼 프리드만Milton Friedman은 소련의 경제 정책의 영향을 받은 한 나라의 건설 현장을 방문했다. 그때는 1960년대였으며 프리드만은 기계화된 장비 없이 삽만 있는 것을 보고 충격을 받았다. 그가 순방을 담당한 정부 관료에게 이에 대해 물었더니 거들먹거리는 대답이 돌아왔다.

“당신은 이해가 안 되겠죠. 이건 그냥 일자리를 위한 프로그램이에요.”

프리드만 교수가 웃으며 말했다. “오, 나는 당신들이 운하라도 지으려는 줄 알았어요. 그냥 일자리가 필요하다면 삽이 아니라 숟가락을 줬어야죠.”

망설이지 말라.
그것이 하드스타일이다.

어려울수록 더 좋다

모든 이들이 점진적 저항 훈련을 더 쉽게 만들 수 있는 방법을 모색한다.
반면 우리는 더 점진적 저항 훈련을 더 어렵게 만드는 방법을 모색한다.

— 마티 갤러거

대부분의 (케틀벨 및 다른 운동의) 훈련자들은 주어진 운동에 대해 가장 편안한 속도, 즉 운동을 가장 쉽게 하는 모멘텀으로 속도를 정착하는 경향이 있다. 따라서 그들은 게으르게 케틀벨을 흔들다 겟업에서는 서두르는 움직임을 보인다. 이는 최대의 결과를 얻으려고 했던 의도와는 정반대의 행동이다.

적당한 크기의 케틀벨로 파워를 만들려고 할 때 한계는 존재하지 않는다. 스윙을 한계까지 밀어 붙이는 데 더 무거운 중량, 많은 반복수, 피로 지점까지 운동은 필요하지 않다. 그저 파워만 더하면 된다.

더 무거운 중량, 많은 반복수,
피로 지점까지 운동은 필요하지 않다.
그저 파워만 더하면 된다.

브랜든 헤츨러Brandon Hetzler는 우리 단체의 강사들을 대상으로 24kg 케틀벨 스윙에 대해 측정하였는데 중력가속도가 거의 10G에 육박했고 중량 부하는 500파운드를 넘는 숫자가 나왔다. 그러니 열심히 스윙하기만 하면 된다. 가속도계에서 나온 것이 아닌 숫자 중량 반복수 등은 신경 쓰지 마라.

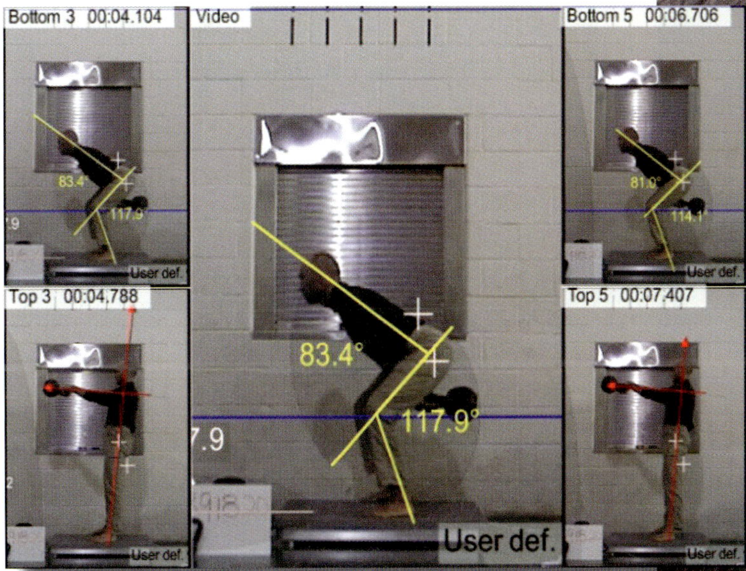

작은 총이지만 높은 출력을 내뿜는다.

격투기에 비유하자면 스윙은 타메시와리tameshiwari, 즉 송판과 벽돌을 격파하는 것에, 겟업은 안무와 같은 움직임인 카타kata에 비유될 수 있다.

스윙은 양적인 운동이고, 겟업은 음적인 운동이다. 스피드에 대한 측면에서 스윙과 겟업은 서로 반대되는 성질을 추천하는 것은 당연하다. 겟업은 천천히 움직이도록 한다.

스윙은 편한 느낌보다 빠르게 해야 하고,
겟업은 편한 느낌보다 느리게 한다.

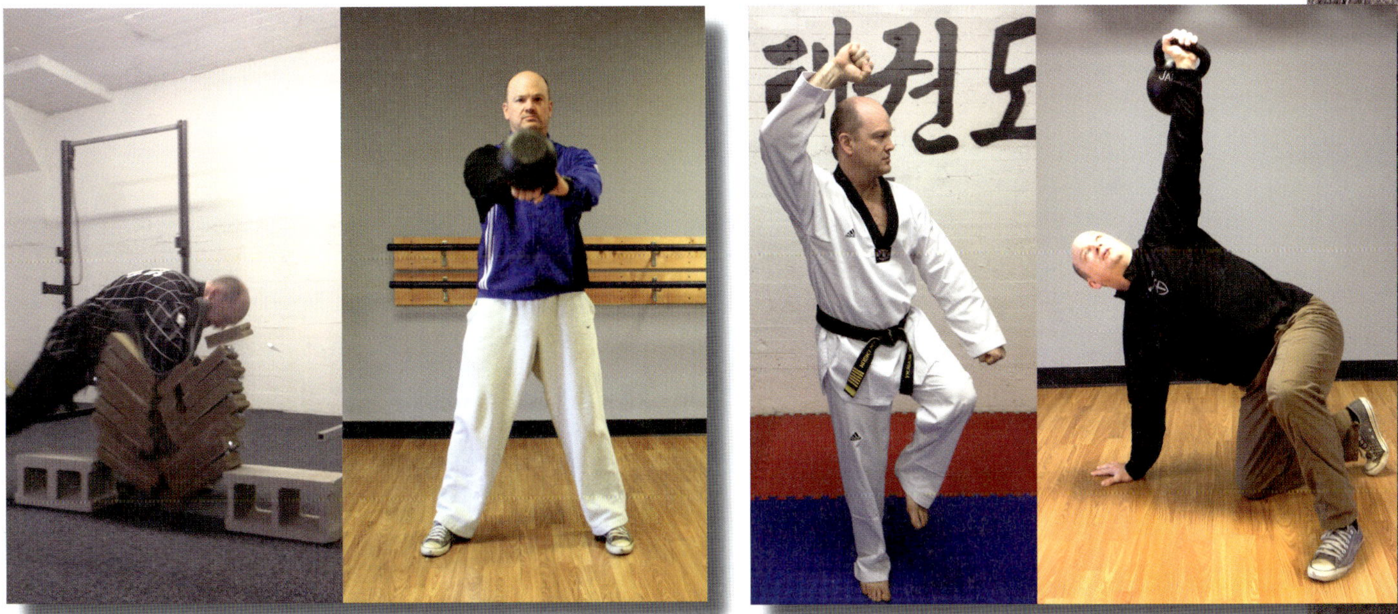

마스터 SFG이자 태권도의 그랜드 마스터인 존 잉검Jon Engum이 스윙 겟업과 무술에서의 닮은 모습을 시연하고 있다.

시니어 SFG인 마크 쳉 박사는 겟업을 "태극권과 같은 스피드로 움직여야 한다고 지도한다. 그레이 쿡의 말을 빌리자면 당신이 비탄도성 움직임non-ballistic movement을 천천히 할 수 없다면 "무언가를 숨기고 있는 것"이다.

당신이 비탄도성 움직임을 천천히 할 수 없다면 무언가를 숨기고 있는 것이다.

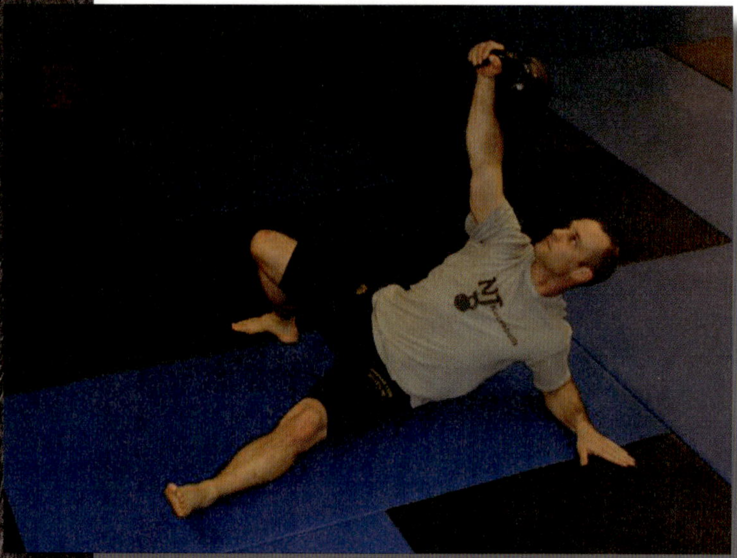

SFG 팀 리더, SWAT 대원 MMA 격투가인 론 패링턴은 겟업의 각 단계마다 최대 10초 동안 정지하는 훈련을 한다.

뛰어난 가라테 무술가인 고란 파월Goran Powell이 그의 스승에게서 배운 카타 연습에 대한 통찰력에 주목하고 이를 겟업 수련에 적용하라.

> 어느 날 저녁 시한 크리스 로웬이 부드러운 카타를 선보이고 그 뒤 단단한 카타를 보여주었다. 부드러운 카타 동안 그는 각각의 동작을 완전히 긴장을 풀고 중간 속도로 수행했다. 그가 한쪽 다리를 올려 발차기를 준비하고 있을 때 나는 거의 감지할 수 없는 작은 흔들림을 알아차렸다. 그는 체중을 가라앉혀 안정을 찾았고 잠시 동안 완전히 가만히 있었다. 그러고 나서 그는 킥을 날리며 계속했다.
>
> 그가 같은 카타를 단단하고 부드러운 스타일로 선보일 때, 흔들리는 흔적은 없었다. 나는 이유를 깨달았다. 먼저 천천히 카타를 함으로써 그는 균형을 잡을 때 생기는 자신의 작은 결점을 드러내고 교정하고 있었다. 그의 몸은 동작을 정확히 수행하는 법과 오류를 없애는 법을 배우고 있었다. 그가 속도를 높였을 때 균형은 재교정되었다. 최고의 순간이었다. 정말 멋지고 보기 좋았다.
>
> 카타를 할 때 항상 강하고 빠르게 하면 속도와 파워 속으로 결점을 감출 수 있다. 하지만 이는 단순히 틈새를 종이로 발라 숨기는 일일 뿐이다. 텐션을 높이지 않고 천천히 카타를 하는 것은 자신의 약점을 생각하고 고칠 수 있게 해준다. 다시 속도를 내면 움직임이 훨씬 자연스럽고 효과적일 것이다.

하드스타일 게으름의 비밀

좋은 펀치를 때리는 것은 총을 쏘는 것과 같다.
일단 총알이 발사되면 스스로 날아간다.
자연스럽게 가속되어 밀어낼 필요가 없다.

– 고란 파웰의 『웨이킹 드래곤Waking Dragons』 중

강도가 높은 것이 더 좋다. 어느 정도까지는.

스윙, 펀치와 같은 탄도성 움직임은 재미있다. 더 강하게, 더 강한 것만 추구한다면 최상의 탄도성 움직임을 만들어낼 수 없을 것이다.

최선을 다하는 것과 스피드와 파워를 내는 것의 차이를 구분하라.

100% 힘을 주는 것은 브레이크와 같은 역할을 하는 과도한 근육 긴장을 유발하는 경향이 있다. 블라디미르 볼코프와 같은 러시아 최고 전문가들이 최대 파워를 출력하는 것을 목표로 할 때 노력은 95% 이하로만 하라고 말하는 이유이다.

때로는 이보다 더 낮아야 할 수도 있다. 니콜레이 오졸린 교수는 말한다.

> 최대치maximal와 준최대치near-maximal의 두 형태로 운동을 수행하는 동안의 본인의 감각을 비교하여 자신의 동작을 주관적으로 평가하는 능력을 완벽하게 연마하는 것은 매우 도움이 된다. 이를 통해 감각적인 부분과 주관적인 평가들을 대조해볼 수 있다.
>
> 예를 들어, 스프린터에게 느슨하게 긴장을 풀고 85~90%의 노력을 기울여 30m를 달리라고 지시한 뒤 결과는 말해주지 않는다. 그리고 한 번 더 똑같이 반복하되 최대 스피드로 온 힘을 다해 달리라고 지시한다. 그러고 나서 결과를 보면 보통 첫 번째 기록이 더 뛰어나다.

따라서 최대 폭발적 변화를 만들어내기 위해선 매일 하는 S&S 훈련에서는 약 90%의 노력을 기울이도록 한다.

100% 노력하는 것은 브레이크를 만들 수도 있는 과도한 근육 긴장을 만든다.

5분 동안 스윙 테스트를 하거나 이를 수련할 때 80% 정도로 노력을 조절하라. 많은 지구력을 키우기 위해서는 약간의 파워와 교환해야 한다. 노력의 강도를 높이면 에너지 수요가 기하급수적으로 감소하며 회복을 위한 시간도 줄어든다. 예를 들어, 최고 스피드의 95%로 100미터를 달리는 단거리 주자는 100% 스피드로 질주하는 데 필요한 에너지의 80%만 사용한다. 90% 속도에서는 에너지 비용이 65%로 감소한다.

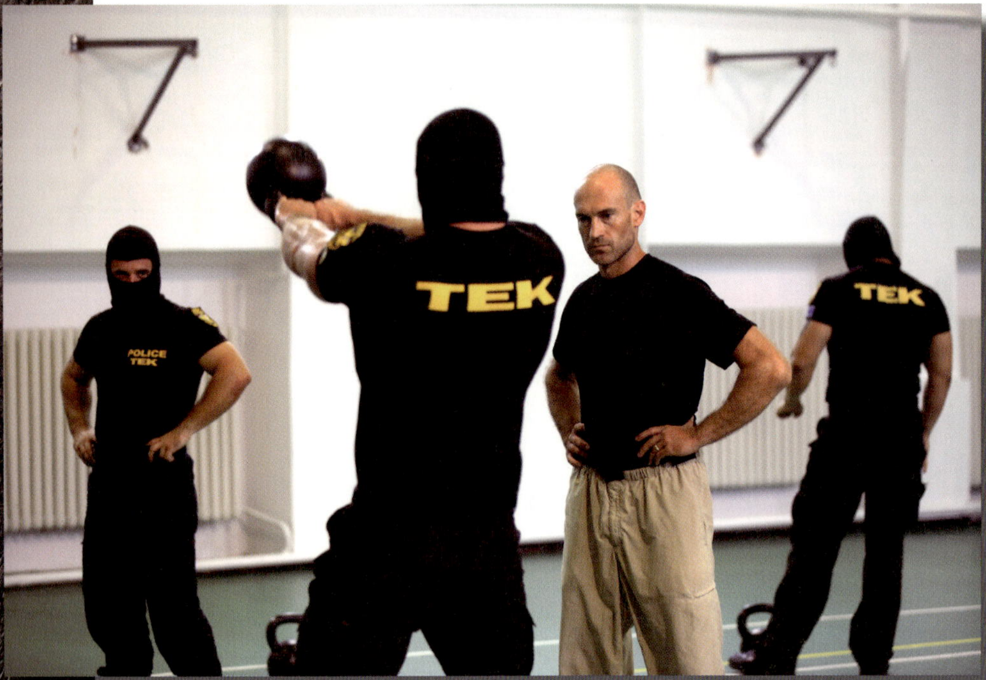

필자가 헝가리의 대테러 부대를 훈련시키는 모습

나는 군부대원을 훈련시킬 때 '퍼센티지 드릴percentage drill'을 사용한다. 한 사람은 방패를 들고, 다른 한 사람은 펀치, 발차기 등 할 수 있는 기술을 사용하여 타격한다. 나는 그에게 최대한 강하게 몇 번을 때리라고 하고, 훈련 파트너에게는 각 타격의 파워가 어느 정도인지 기억하도록 지시한다. 이는 기준점을 설정하는 것이다.

그 후 나는 타격하는 사람에게 팔다리의 물을 털어내는 것같이 보이는 러시아식 이완 운동 몇 가지를 보여준다. 그리고 각 타격에 얼마만큼의 힘을 쓰라고(예를 들면 50%, 80%) 지시한다. 특정 퍼센티지는 노력을 의미하는 것이지 스피드나 마무리를 말하는 것이 아니다. 매번 최대한 빠르게 타격하고, 그저 툭 치고 끝내지 말고 끝까지 목표물을 따라간다.

나는 십수 번 이상 무작위로 오르내리며 타격을 지시한다. 55%! 80%! 30%! 90%! 50%! 70%! 80%… 각 타격 사이에는 긴장을 풀라고 이야기한다. 그러고 난 뒤 방패를 잡고 있는 동료에게 어느 것이 가장 파워풀했는지 물어본다. 보편적으로, 숙련된 타격가는 약 80%에서 가장 강하며, 50% 정도부터 강해진다.

최대로 폭발적인 스윙을 하기 위해선
대략 90% 정도의 노력을 사용한다.

브렛 존스는 1에서 10까지 조절할 수 있는 볼륨 다이얼을 상상하는 것으로 무술 기술을 케틀벨 스윙에 적용하는 방법을 설명한다.

개인적인 최적의 설정을 찾기 위해서 원하는 설정에 볼륨 다이얼을 놓는 실험이 필요하다. 어떻게 해야 하는가? 투암 스윙을 몇 번 반복한 후 볼륨 또는 노력의 설정에 대해 생각하기 시작한다. '숫자 2'를 마음속으로 부르면, 스윙을 하는 동안 해당 노력이나 볼륨에 이르러야 한다.

다음 반복 횟수에서 숫자 9를 부르면 해당 노력이나 볼륨에 이르러야 한다. 다음 반복 횟수에는 4, 그 다음에는 8, 그리고 다시 3으로 돌아온다. 볼륨 다이얼에서 모든 설정을 시도하여 최적의 결과를 보이는 설정에 집중하라. 이 최적의 결과를 '완벽한' 스윙이라고 정의한다. 그것은 간결하고, 힘이 있으며 효율적이다.

또한 32kg×10회씩 50%, 60%, 70%, 80%, 90%, 80%, 50%, 70%, 80%와 같이 세트와 세트 사이에 '볼륨'을 조절할 수도 있다.

브렛은 계속해서 말한다.

효율성은 기술이다. 하지만 효율성은 부드러운 것이 아니며, 그럴 필요도 없다. 최적의 수준에서 펀치를 때리는 권투선수는 필요한 힘을 멀리까지 전달할 수 있다. 그는 힘을 조절할 수 있으며, 매번 최대 힘으로 펀치를 날리지 않기 때문에 지치지 않는다.

최대 힘을 쓸 수 있다고 하더라도, 필요할 때 적절한 곳에 사용한다. 스윙 또한 다르지 않다. 나는 스윙을 할 때 다이얼 10에서나 2에서나 바닥 자세에서는 고관절에 부하를 걸며 코로 숨을 마셔 복부를 단단히 한다. 그리고 발을 강하게 뿌리박으며 에너지를 위로 날려 엉덩이로 마무리한다. 이는 운동선수의 감각 중 긴장과 이완의 균형을 잡는 필수 요소이다.

"효율성이 부드러운 것을 의미하진 않는다."

요약하자면, 5분 스윙 테스트나 그와 같은 높은 파워를 반복적으로 하는 다른 운동을 수련할 때에는 노력의 출력은 약 80% 정도로 조절하라. 파워는 털끝만큼 떨어지는데, 다른 사람들은 거의 알아채지 못하고 당신이나 겨우 알아챌 것이다. 브랜든 헤츨러처럼 가벼운 크기의 주전자벨을 들고 논스톱 스윙으로 죽음의 행진을 시연해 보겠다고 할 때에는 50% 정도의 노력이 소모된다.

단, 토크 테스트를 사용한 S&S 훈련일에는 90% 이하로 줄이지는 말라. 아주 조금이라도 완화시키면 대사 과정의 강도와 그에 따른 적응을 현저하게 감소시킨다.

반복한다. 스윙 파워를 익제하는 것은 상당히 조라한 결과를 얻게 될 것이다. 세트당 10회, 총 10세트만 진행하고 토크 테스트는 넉넉한 휴식을 취하므로 쉬지 않을 이유가 없다.

스윙 파워를 억제하는 것은
상당히 초라한 결과를 얻게 될 것이다.

탄도성 리프트에서 중요한 또 다른 측면은 가능한 빠르게 힘을 주고 이완하는 것이다. 《블랙벨트》 매거진의 '가라테 방식Karate way' 칼럼에 실린 데이브 로리Dave Lowry의 다음 글은 케틀벨 스윙을 한 차원 높이는 데 도움을 줄 것이다.

> 당신이 리버스 펀치를 하는 비디오를 10장의 프레임으로 쪼갠다고 생각해보라. 제대로 견고하게 타격하기 위해서 어떤 지점에서 근육을 단단하게 만들어야 할까? 초보 수련자는 움직이자마자 단단하게 만들 것이다. 그는 동작을 의식하며 기술적인 세부 사항을 기억하려 애쓸 것이다. 그리고 타깃에 주먹이 도달하기 훨씬 전에 근육을 쥐어 짜내 모든 에너지를 쏟아낼 것이다. 반대로 조금 더 숙련된 사람의 경우 프레임 7번이나 8번에 이르기까지 느슨하게 긴장을 풀고 있을 것이다. 높은 수준의 수련자는 제일 마지막인 프레임 10에서 텐션을 쓰기 시작할 것이다. 여기에서 진정한 고수는 10번 프레임의 시작 부분까지도 이완을 유지하다가 10번 프레임의 끝부분에 이르러서야 힘을 쓸 것이다.

가라테에서는 이러한 능력을 '게으름을 기술 숙달로 선회하는 것'이라고 부른다. 이러한 '게으름'은 속도가 느려지거나 약하게 수축하는 것이 아니라 지속 시간을 제한하는 것으로 하드스타일의 중요한 특성이다.

하드스타일 식의 게으름은
속도가 느려지거나 수축이 약해지는 것이 아니라
지속시간을 제한하는 것이다.

하드스타일식 게으름은 강한 자에게만 효과가 있다. 연구 결과에 따르면 근육이 강할수록 주어진 힘을 생산하기 위한 수축을 적게 해도 된다. 이는 당연하게 들릴 수 있지만 의미가 깊다. 매우 강함의 50%는 강함이다. 약함의 50%는 아무런 소용도 없다.

스피드 지구력이 해답이다

움직임의 스피드가 떨어지면, 즉 한 세트 내의 반복을 일관되게 유지하지 못하면 세트를 마쳐라.

— 제프 뉴퍼트Geoff Neupert

컨디셔닝이 목표이거나 스윙에 대한 테스트를 할지라도 케틀벨 스윙 시 속도가 떨어지게 하지 마라.

가장 훈련 효과가 낮고, 쉽게 지치면서도 부상의 위험성이 높은 형태의 저항운동은 중간 강도의 그라인드 운동을 고반복하는 것이다. 기나긴 세트의 푸시업이나 맨몸 스쿼트의 마지막 반복 횟수를 생각해보라.

중간 강도의 그라인드성 운동을 고반복하는 것은 위험하면서도 생산적이지 못하다.

쿠바의 코치 알폰소 듀란Alfonso Duran은 어린 웨이트리프터인 제프 뉴퍼트에게 속도가 느려지기 전에 멈추라고 이야기하곤 했다. 훗날 그 어렸던 선수는 자신이 다치거나 오버트레이닝에 빠진 적이 있는데 그때는 이 조언을 듣지 않았을 때였다는 사실을 인정했다. 우리 스트렝스 학교에서 마스터 SFG 지도자로 있는 동안, 제프 뉴퍼트는 절대로 스피드를 떨어뜨리지 말라는 조언을 고수하였다. 영원히.

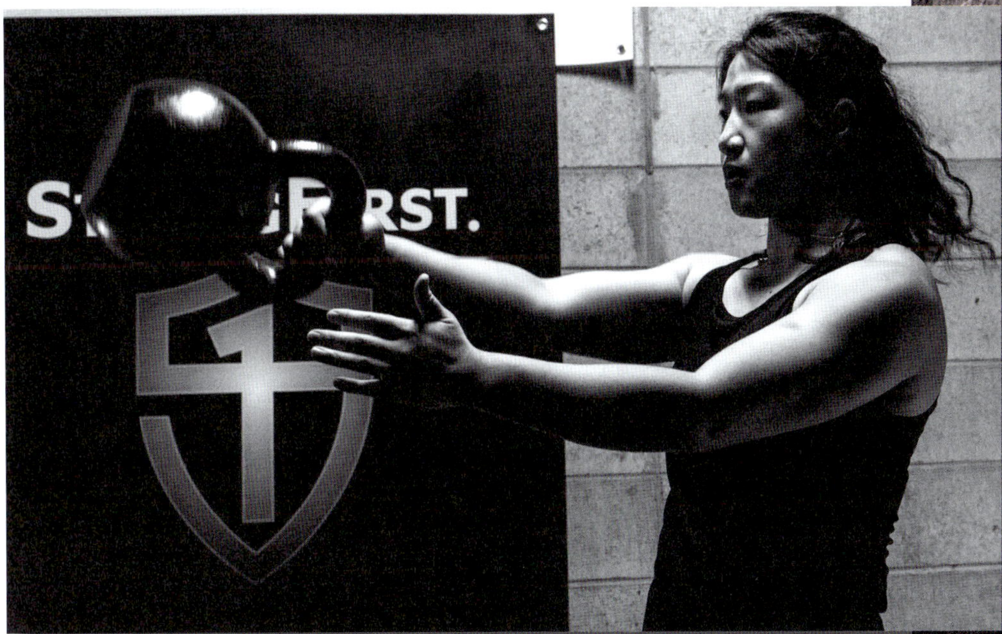

스트롱퍼스트 팀 리더
스트롱퍼스트 엘리트 '시니스터'
최현진

그 이유에 대해서 이해하려면, 근섬유에 대한 몇 가지 사실들에 대해서 알아야 한다.

근섬유에는 세 가지 유형이 있다. I, IIA와 IIX.

I형의 근섬유는 지근이다. 작고 느리고 약하다. 하지만 이 근육은 영원히 지속될 수 있다. 마라토너가 가진 근섬유이다.

IIX형 근섬유는 거대하고 파워풀하다. 하지만 단 몇 회만 움직여도 지친다. 웨이트리프터가 가진 근섬유이다.

중간 정도인 IIA형의 근섬유는 어느 정도의 시간 동안 큰 힘을 생성하고 유지해야 할 때 사용된다. 이것은 파이터의 섬유이다.

S&S 스윙 프로토콜에서는 이 파이터의 근섬유에 초점을 맞춘다.

스윙이 느려진다는 것은 IIA 유형의 속근이 할 일을 다 하고 I형의 지근이 일을 하기 시작했다는 중요한 지표가 된다. 이는 여러 이유로 나쁜 소식이다.

첫째, 당신은 더 이상 파워를 훈련시킬 수 없게 된다.

둘째, 더 이상 파워 지구력을 향상시킬 수 없게 된다. 니콜레이 오졸린Nikolay Ozolin 교수는 지구력이란 '원하는 강도로 오랜 시간 동안 운동을 수행할 수 있는 능력, 운동 중과 운동 후에 피로와 싸우며 효과적으로 회복할 수 있는 능력'이라고 정의했다.

놓치기 쉬운 부분이므로 '원하는 강도'라는 부분에는 꼭 밑줄을 쳐야 한다. 여동생도 쓰러트릴 수 없는 1000번의 펀치라면 그중 단 하나도 쓸모가 없는 것이다.

여동생도 쓰러트릴 수 없는 1000번의 펀치라면 그중 단 하나도 쓸모가 없는 것이다.

참고로 이야기하자면 이는 타임리스 심플 스트렝스 레벨에 이를 때까지 시간제한 기반 테스트를 하지 말라고 하는 이유 중 하나이다. 스티브 바카리가 다음과 같이 단도직입적으로 말했다. "스트렝스 지구력에 대해서는 걱정하지 마라. 당신은 지구력을 위한 스트렝스가 없다."

"스트렝스 지구력에 대해서는 걱정하지 마라. 당신은 지구력을 위한 스트렝스가 없다."

셋째, 부상에 더 많이 노출된다. 수년간 탄도성 컨디셔닝을 갈고닦아온 채드 워터버리Chad Waterbury는 다음과 같은 좋은 비유를 했다.

> 수렁에 빠진 트럭을 꺼낼 수 있는 열 명의 사람이 있다고 상상해보라. 단 세 명이 일할 경우 열 명이 당기는 것보다 훨씬 더 열심히 힘을 써야 하기 때문에 부상의 위험은 늘어난다.
>
> 운동단위 동원 또한 마찬가지이다. 모든 운동단위를 동원하고 근육 피로를 최소화할 수 있는데 적은 운동단위에 과부하가 걸리게 만드는 느린 그라인딩를 반복해서 수행할 이유가 전혀 없다.

네 번째로, 지근이 손상되었을 때에는 쉽게 경련이 일어나고 부상에 노출되며 훈련과 삶의 질을 떨어트린다. 흥미롭게도 지근의 비율이 높은 근육은 뼈에 가깝게 붙어 있는 특성이 있다. 또한 한 근육 내에서도 지근은 보다 심층부에 위치하는 경향이 있다. 이러한 두 가지 사실은 몇몇 뭉친 근육들은 마사지나 폼롤러로도 왜 이완이 잘 안 되는지에 대한 힌트가 된다. 도달하기가 힘들기 때문이다. 애초에 문제를 만들지 말라.

다섯째, 제프 뉴퍼트에 따르면, 떨어진 스피드로 억지로 지속적으로 반복수를 채워나가면 신체 전체의 시스템에 과중한 부담을 주어 회복과 진전을 늦출 수 있다고 한다.

이 다섯 가지 이유들은 지쳐 쓰러질 때가 아닌 스윙이 느려지기 직전에 멈추라는 말의 근거가 되기에 충분하다. 이 말이 마치 스윙하는 걸 포기하라는 것같이 느껴질 수도 있지만, 실제로는 그렇지 않다. 당신의 의지를 단순히 오래 지속하는 것이 아닌 높은 파워를 유지하는 데 사용하라.

매 반복 횟수를 파워풀한 둔근 수축과 복부 브레이싱으로 마무리하는 것 또한 높은 속도를 유지하는 것만큼 중요하다. 이러한 과장된 둔근 수축은 상대를 쓰러트릴 수 있는 타격 및 성공적인 데드리프트 파워를 향상시켜줄 뿐만 아니라 고관절과 척추를 보호해준다. 엉덩이에 더 이상 힘을 줄 수 없다면, 그만두어야 한다. 복부 또한 마찬가지이다. 스윙의 정점에서 긴장을 유지하지 못하면 파워를 잃을 뿐 아니라 척추도 위험해진다.

호흡 또한 살펴보라. 올리고 내릴 때 하드스타일 호흡을 유지하지 못하거나 비정상적으로 호흡한다면 세트를 끝내라.

시계와 상관없이 스윙하거나 5분 테스트를 하거나 또는 스윙의 정점을 찍고 싶거나 관계없이 위와 같은 사항들은 언제나 명심해야 한다. 스윙으로 안전하면서도 최대한의 결과를 뽑아내는 열쇠는 스윙 훈련을 스피드 지구력 운동으로 취급해야 한다는 것이다. 어떠한 대가를 치르더라도 스윙을 하겠다는 생각은 하지 않아야 하지만 가능한 오랫동안 높은 스피드를 유지하는 것을 목적으로 삼아야 한다.

어떠한 대가를 치르더라도 스윙을 하겠다는 생각은 하지 않아야 하지만 가능한 오랫동안 높은 스피드를 유지하는 것을 목적으로 삼아야 한다.

호흡 지배의 비밀

스스로 호흡을 다스릴 수 있다면, 아무도 당신의 평화를 앗아가지 못한다.

– 작자 미상

호흡은 퍼포먼스와 건강에 가장 깊은 영향을 미친다. 이러한 영향은 대부분을 프로페셔널한 코치들이 생각하는 것보다 훨씬 크다. 세포에 산소를 공급하는 것은 호흡이 가진 역할의 매우 일부분일 뿐이다. 놀랍게도 무술가들은 과학자들이 호흡에 대해 이해하고 검증을 할 수 있기 수 세기 전에 이미 최첨단 호흡 기술을 개발하였다.

… 세포에 산소를 공급하는 것은 호흡 기능의 일부분일 뿐이다.

러시아 특수부대의 베테랑이자 가라테의 고수인 안드레이 코체르긴은 호흡의 종류와 근육 수축들의 타입들을 분류하기 위해 아시아에서 통용되는 용어를 사용하는 것을 좋아하는데, 그는 레슬링, 그래플링, 풋 워크, 그리고 몇몇 분야에서는 음(陰) 호흡이 사용된다고 설명한다. 음 호흡은 활동을 하는 동안 횡격막에 의해 이루어지는 안정적이고 고른 호흡이다. 케틀벨 겟업에서 보여야 하는 호흡이다.

양(陽) 호흡은 타격이나 다른 폭발적 행동을 할 때 나타나는 호흡이다. "날카롭게 내쉬는 호흡은 최대 텐션과 함께 수행되며, 더 높은 집중력을 위해 기합을 지르는 것이 이상적이다"라고 코체르긴은 말한다. '양 호흡의 끝에는 순간적으로 타격을 집중시키는 데 필수적인 숨 참기가 있지만, 레슬링과 같이 긴 시간 동안 스트렝스를 내는 활동에서 사용하면 역효과를 낸다.' 양 호흡은 하드스타일의 케틀벨 스윙에서 보여야 하는 호흡이다.

이 '파워 호흡power breathing'은 단지 격투기에서만 사용하는 것은 아니다. 케틀벨을 다룰 때에도 많은 도움을 준다. 반세기 이상 전, 소련의 과학자들은 복부 내부의 압력을 증가시키는 것이 근육의 활동을 자동적으로, 그리고 극적으로 향상시킨다는 것을 발견했다. 게다가 보너스로 멋진 복근까지 얻게 될 것이다. 스트롱퍼스트에서는 몇 년 동안 복근 운동처럼 보이는 어떤 것도 하지 않았지만, 스포츠용 방탄 식스팩을 보이는 수많은 사람들이 있다.

이 '파워 호흡'은 단지 격투기에서만 사용하는 것은 아니다. 케틀벨을 다룰 때에도 많은 도움을 준다.

스트롱퍼스트에서는 음과 양의 호흡을 각각 '방패 뒤의 호흡'과 '파워 호흡'이라고 부른다.

스윙에서 파워 호흡은 러시아의 특별한 흡기 기술과 결합된다. 이를 '부분 호흡fractional breathing'이라고 한다. 강력한 스윙 피니시 후 벨이 하강하기 시작할 때 강력하게 코를 통해 배로 공기를 흡입하라. 부분 호흡은 폐로 더 많은 산소를 공급하고 이를 흡수할 수 있는 더 많은 시간을 주기 위해 개발되었다.

콧구멍이 좁아질 정도로 날카롭게 숨을 들이마신다.

회복을 위한 호흡을 할 줄 아는 것은 운동 중에 호흡하는 기술 못지않게 중요하다.

회복을 위한 호흡을 할 줄 아는 것은 운동 중에 호흡하는 기술 못지않게 중요하다.

가라테 수련자들은 힘든 훈련 사이사이에 진지한 얼굴로 우두커니 서서 신코큐Shinkokyu라는 깊은 복식호흡을 수행한다. 우리 케틀벨 학교의 시니어 지도자인 롭 로렌스는 이러한 연습을 한 단계 더 발전시켰다. 그는 다음과 같이 설명했다.

> 가라테에서는 침착하게 호흡하라고 이야기하나, 그러한 기술을 훈련할 수 있는 방법을 알려주진 않는다. 호흡-타이밍 기술은 바로 이것을 위해 고안되었다. 기술로써 호흡 조절을 가르치는 방법 말이다.
>
> 다음과 같다. 방금 끝낸 세트의 반복 횟수에 맞춰 특정한 비율의 횟수로 호흡한 후 다음 세트로 넘어간다. 호흡을 최대한 천천히 하여 공기를 많이 마셔 세트 사이의 휴식 시간을 늘리는 것만이 살길이라는 것을 금방 깨닫게 될 것이다. 당황하여 빠르게 숨을 쉰다면 휴식 시간은 줄어들며 당신은 곧 역사의 뒤안길로 사라지게 될 것이다. 여기서 타이밍을 조절할 수 있는 방법은 호흡뿐이다. 호흡을 길게 하여 휴식 시간을 늘리는 것으로 최대한 '편법'을 쓰는 것이 방법이 된다.

이러한 호흡은 생리학적 회복을 도울 뿐만 아니라 스트레스 수준을 감소시켜준다. 우리는 특수작전 부대에게 케틀벨 지도자 코스를 가르친다. 코스의 마지막 날 학생들은 케틀벨을 해보지 않는 다른 부대원에게 훈련과 워크아웃을 가르치도록 되어 있다. 우리는 절대 특정 워크아웃을 시키라고 지정하지 않지만, 대부분 로렌스의 호흡 타이밍을 고른다. 전사들은 전투에서 스트레스를 조절하는 것이 중요하다는 것을 알고 있으며 그 기술의 가치를 즉각적으로 알아차린다.

숨을 쉬는 횟수를 세는 것은 표준 S&S 처방의 구성 요소는 아니지만, 기본 토크 테스트 훈련을 할 때 회복을 하기 위해 호흡을 최대한 늦추는 것이 기본적으로 갖추어야 하는 마음가짐이다.

폐를 완전히 비우는 것이 중요하다(물론 과장된 표현이다). 이 습관은 당신이 훈련하거나 시간제한 테스트를 할 때 유용할 것이다.

폐를 완전히 비우는 것이 중요하다 (물론 과장된 표현이다).

코로 숨을 마시고, 항상 토크 테스트를 동반하라. 그리고 가능하다면 시간제한 때도 그렇게 하라. 비록 느린 호흡이 더 이상 감당할 수 없는 사치일지라도, 깊은 호흡을 유지하는 것은 아무리 강하게 밀어붙여도 협상할 수 없는 일이다.

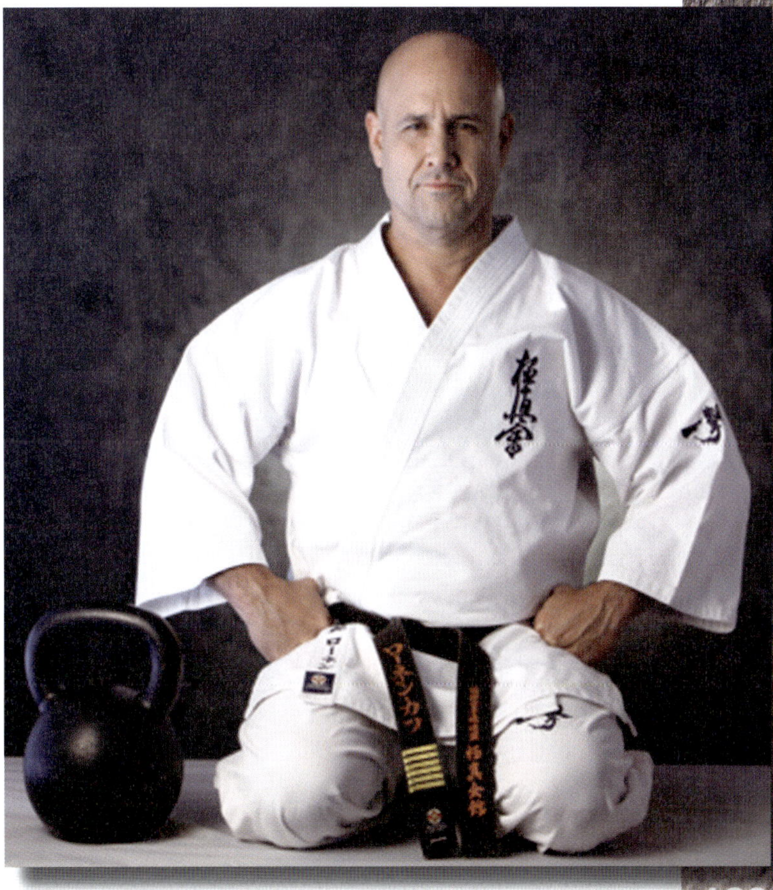

시니어 SFG이자 극진 가라테 6단인 로넨 카츠Ronen Katz는 최배달 밑에서 공부했다. 로넨은 또한 20년 동안 인도를 여행하며 "고대의 요가 기술을 배워 호흡, 집중력, 휴식, 정신적 안정을 도모하고 있다"고 말했다.

죽어도 한다

케틀벨로 하는 고반복 탄도성 움직임은 주먹을 날리지 않고
전투하는 것과 가장 흡사한 형태의 활동이다.

— 연방 대테러 부대원

러시아에는 '죽어도 한다Die but do'라는 말이 있다. 그들은 스스로를 미국인들의 '하거나 죽거나Do or die'라는 말과 비교하며 즐거워한다. 양키들은 죽으면 스스로 만족하며 곤경에서 빠져나가지만, 러시아인들은 죽음을 핑계 삼지 않는다.

농담은 접어두고 당신에게 하고 싶은 말은 '스톱워치만 쳐다보는' 훈련은 멀리하고 정신력을 시험하는 훈련을 하라는 것이다

지금까지는 정신력과 훈련 적응 결과를 시험하기 위해선 무거운 짐을 메고 산을 오르는 것과 같이 케틀벨을 사용하지 않는 방법들을 적용했을 것이다. 이제 여성이라면 24kg, 남성이라면 32kg 원암 스윙을 강력하면서도 훌륭한 기술을 선보일 수 있기 때문에, 5분 테스트 케틀벨 스윙의 한계까지 갈 수 있는 능력을 갖추어야 한다.

시간제한 훈련은 상당한 수준의 해당과정이 일어나고 그에 수반한 모든 부담들이 몸에 가해진다. 하지만 해당과정으로 생성되는 산성 독은 소량으로 적용되면 강력한 약이 된다. 이러한 작용은 토크 테스트를 기반한 훈련을 통해 얻을 수 있는 훈련 이득들을 가속화한다.

'고강도 인터벌 훈련'의 선전에 속지 말고 이 훈련의 효과를 메인 요리가 아니라, 간간히 나오는 사이드 디쉬 정도로만 활용하는 것이 중요하다.

'고강도 인터벌 훈련'의 선전에 속지 말고
이 훈련의 효과를 메인 요리가 아니라, 간간히 나오는
사이드 디쉬 정도로만 활용하라.

스티븐 세일러Stephen Seiler 박사와 에스펜 톤네센Espen Tønnessen 박사는 "인터벌 트레이닝의 다양한 건강 효과, 재활, 그리고 퍼포먼스에 미치는 영향에 대대적인 선전들과 관련 연구들의 폭발적인 숫자에 비추어 보면, 이 훈련법은 과학자들이 비교적 최근에 고안한 마법의 트레이닝 알약이라고 가정해도 무방해 보일 정도이다. 하지만 현실을 보면 운동선수들은 적어도 60년 동안 인터벌 트레이닝을 사용해왔다"라고 말했다. 이들은 크로스컨트리 스키에서 조정에 이르기까지 다양한 지구력 스포츠에서 최고 선수들의 훈련량을 철저히 연구했다. "엘리트 지구력 선수들은 80% 이상의 훈련을 젖산 역치보다 확실히 낮은 강도로 수행하고 고강도 훈련은 놀랍도록 적

은 비율도 사용한다."

따라서 우리는 이 역치를 넘는 훈련(토크 테스트를 통과하지 못하는)은 일주일에 한 번 정도만 수행한다. 이는 전체 훈련의 25~33%를 차지한다. 엘리트 선수들이 하는 20% 비율보다는 많지만, 대중적인 피트니스 전문가들이 하는 100% 비율보다는 극히 일부로 사용하는 것이다.

젖산 역치 값 이상의 (토크 테스트를 실패하는) 훈련은 일주일에 한 번 정도만 한다.

디로딩 기간이나 단순히 너무 힘든 한 주를 보냈을 때에는 '죽어도 한다die but do' 훈련은 빼도록 하라. 그 대신 토크 테스트로 조절하면서 좀 더 무거운 케틀벨로 훈련하라.

핵심적인 세부 사항: '죽어도 한다' 훈련은 'S-'와 'G-'의 가벼운 무게에서부터 한다.

주어진 무게로 5분 10×10 스윙으로 가는 길은 다양하다.

비포장 도로는 5분 테스트로 정복하고자 하는 사이즈의 케틀벨 스윙에서 휴식 시간을 압축해내 젖산 내성을 키우는 길이다.

한편, 고속도로는 스트렝스 역량을 키우는 길이다. 스트렝스는 모든 것을 쉽게 만들고 5분 케틀벨 목표 중량을 가볍게 느끼게 한다. 파벨 마첵은 "내 주요 훈련 중량을 40kg으로 했을 때 32kg이 24kg처럼 느껴졌다. 나는 언제든지 32kg으로 5분 심플 테스트를 할 수 있었다"고 이야기했다.

고속도로는 스트렝스 역량을 키우는 길이다.

이 전술의 추가적인 이점은 최대 파워/토크-테스트 훈련일에서 고중량을 사용함에 의식적으로 파워를 낮추거나 페이스를 낮추는 것을 방지한다는 것이다. 가벼운 중량으로 시간제한 훈련을 하는 것은 파워를 더 잘 사용하고 페이스를 조절하는 것에 도움을 줄 것이다.

따라서 금요일에는 평소 토크 테스트 수련 때보다는 한 단계 더 낮은 중량을 사용한다. 즉, 여성은 4kg, 남성은 8kg 더 가벼운 중량을 사용한다.

분명히 말하지만 이 금요일 훈련에는 한 리프팅 종류당 한 가지 종류의 케틀벨만 사용해야 한다. 일반적인 고중량 토크 테스트 훈련 때처럼 여러 중량들을 혼합해서 사용하지 마라.

> 예를 들어, 한 기르비쉬카스는 토크 테스트 훈련에서 24kg과 28kg의 중량을 혼합하여 스윙을 해왔다. 금요일에는 20kg만 가지고 스윙을 한다. 금요일 외의 훈련일에서 10세트 동안 24kg을 28kg으로 모두 교체해야만 금요일 훈련 중량은 24kg으로 높일 수 있을 것이다.

또 다른 예로, 어떤 기르빅은 겟업 토크 테스트 훈련에서 32kg('G')과 40kg('G+')을 혼합해왔다. 그는 금요일에는 24kg(G-)으로 중량을 낮춰 훈련할 것이다. 32kg을 모든 세트에서 40kg으로 대체할 수 있어야 금요일 사용 중량은 32kg으로 늘어난다.

토크 테스트 훈련에서 모든 세트의 중량을 높이기 훨씬 전에, 5분 안에 100개의 스윙을 정복하고, 1분 동안 휴식을 취하고, 한 팔당 5개의 겟업을 10분 안에 정복한다면 어떻게 해야 하는가?(즉, 모든 세트의 중량을 높이기 전에 S&S의 시간 기준을 충족하면 중량을 높여야 하는가?)

그래도 위의 지침을 따르고 금요일에는 중량을 높이지 말라. 인내심을 가지고 당신이 도달한 이정표를 소유하기 위해 노력한다.

반면에 토크 테스트 규칙에 따라 모든 세트의 중량을 업그레이드했지만 시간 기준을 충족하지 못하면 어떻게 하는가?

이것은 극히 드문 일이다. 설령 그런 일이 발생하더라도, 여전히 지시를 따르고 중량을 높인다. 결국 따라잡게 될 것이다.

금요일마다 젖산 역치를 돌파하고 실패 지점까지 훈련한다고 하더라도, 매주 '죽어도 한다'를 진행하는 것은 삼가라. 격주로 중간 강도와 고강도 노력을 번갈아가면서 수행하고 세트 사이의 휴식 시간은 늘리거나 줄이도록 한다. 심지어 '빡세게' 노력하는 날에도 완전히 소진할 필요는 없다.

끝까지 가보는 날에도, 시간을 이기기 위해 움직임의 질을 타협하는 일은 절대로 하지 마라. 어떤 상황에서도 다음과 같은 일은 하면 안 된다.

- ✓ 스윙을 할 때 스피드 또는 파워를 줄이는 것
- ✓ 기술에 대해 타협을 하는 것
- ✓ 운동 중 또는 휴식 중 호흡을 조절하지 않고 헐떡이는 것
- ✓ 세트 수행 시 호흡 패턴을 변경하는 것

휴식 시간은 적절하게 조정한다.

모든 운동 반복에서 기술 표준을 완벽하게 준수하는지 확인하고 철저히 검토한다. 심플 또는 시니스터를 완수하려는 사람들이 흔히 저지르는 실수는 케틀벨을 가슴 높이까지 올리지 않는 것이다.

파워를 최대로 출력하지 않는 것과 하드스타일을 적용하지 않는 것은 별개의 문제이다. 하드스타일적인 게으름에서 배운 교훈을 기억하고, '볼륨 노브'는 80%로 설정하라. 단, 이보다 낮아서는 안 된다.

사람들이 흔히 저지르는 실수는 케틀벨을 가슴 높이까지 올리지 않는 것이다. 파워를 최대로 출력하지 않는 것과 하드스타일을 적용하지 않는 것은 별개의 문제이다.

케틀벨을 내려놓고 나면, 숨을 헐떡이고 싶은 충동을 억제하라. 숨을 깊게 들이쉬고, 폐의 바닥에서부터 공기를 맑게 한 다음, 폐의 바닥에서부터 꼭대기까지 공기를 완전히 채운다. 스스로를 위해 노력하고 아직 필요성이 느껴지지 않지만, 첫 번째 세트 이후부터 이러한 방식으로 호흡을 시작한다.

케틀벨을 내려놓고 나면, 숨을 헐떡이고 싶은 충동을 억제하라.

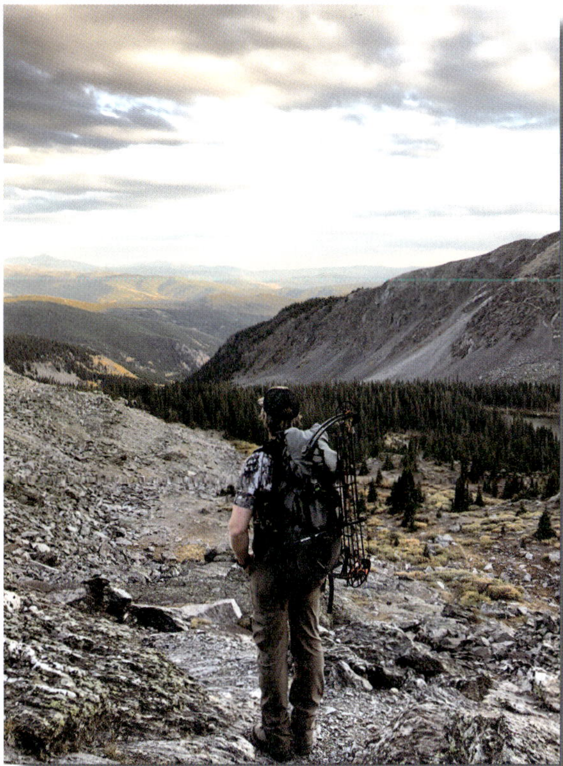

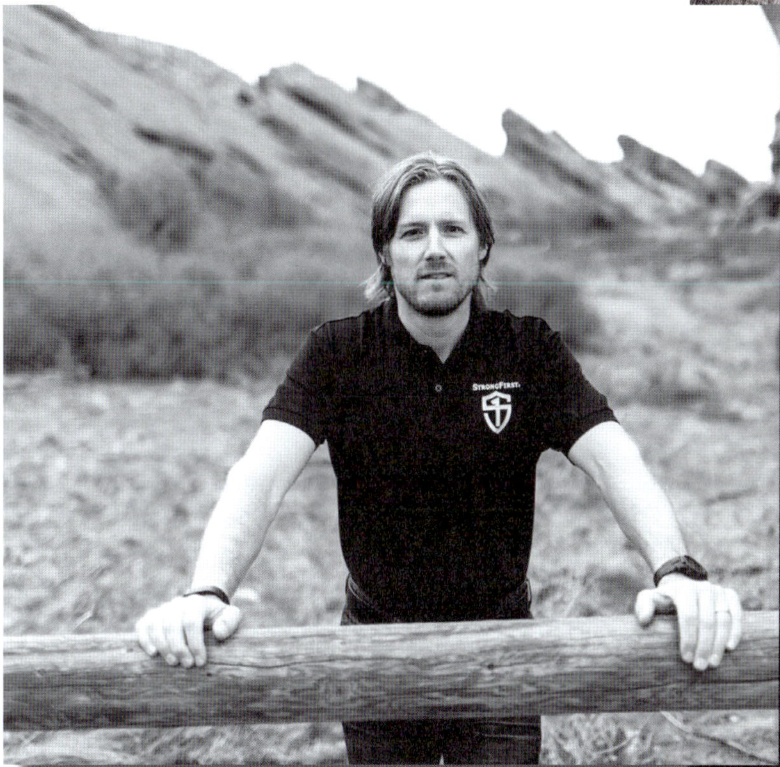

파벨, 저는 전쟁터에서부터 스키 슬로프, 높은 산악에서 높은 고도의 시골 사냥터에 이르는 다양한 장소에서 당신의 프로그램을 검증해볼 수 있는 기회가 있었습니다.

2005년, 저는 부대 배치 전 러시안 케틀벨 챌린지의 '그라인드와 발리스틱' 프로그램을 따라 했습니다. 정말 놀라웠습니다. 이제껏 부하가 실린 상태(방탄 장비 착용)에서 내 몸이 이렇게 잘 움직인 적은 없었습니다. 그리고 2006년, 저는 '엔터 더 케틀벨!'의 통과의례 프로그램Rite of Passage을 따랐습니다! 이 프로그램은 두 가지 리프팅을 다뤄서 더 좋았습니다. 저는 더 많이 알고 싶어졌습니다.

2007~2009년부터, 저는 여러 곳에 배치됨과 동시에 엘 캐피탄, 데날리, 아콩카과를 등반했습니다. 몸을 비대하게 키우지 않으면서도 스트렝스를 더 키우고 유지하고 싶었습니다. 저는 통과의례를 약간 수정하여 수련하였습니다(고중량 프레스를 낮은 볼륨으로, 그리고 고중량 스윙을 낮은 반복수로). 체중 대비 파워가 급증하였습니다.

그 후, 그리고 가장 최근에 저는 심플 & 시니스터를 따랐습니다. 시니스터에 가본 적은 없지만 정말 즐거웠어요. 모든 프로그램과 마찬가지로. 간단합니다만, 쉽진 않았습니다. 효과적이었지만, 지치게 만들지도 않았습니다. 지금 많은 육체적 요구가 있는 상황이라 여러 날 동안 스키를 하는 것이 조금 힘들긴 하지만, 심플을 달성하고 나면 2, 3일 연속으로 고통 없이 활동할 수 있습니다. 다시 한 번 도전할 준비가 갖춰집니다!

— 에릭 프로하트Eric Frohardt, SFG, 베테랑 US Navy SEAL

심플 & 시니스터 요약

이보다 더 나빠질 수 없다고, 그는 결정하였다.
이는 그가 얼마나 많이 알고 있는지를 보여주었다.

— 로버트 셰클리, 옵션

타임리스 심플을 달성하면 훈련은 진화한다. 달리 명시되지 않은 한 이전 지침은 계속 적용된다.

1. 더 깊게 수련한다.

   책 전체를 읽고 다시 읽는다. 세부적인 사항들을 새롭게 발견해나가면서 기술적인 부분들을 가다듬어라.

   "배우는 것은 반복에 뿌리를 두고 있다"라고 『스킨인더 게임Skin in the Game』에서 나심 니콜라스 탈레브는 강조한다. "…한 텍스트를 두 번 읽는 것은 다른 텍스트 두 개를 읽는 것보다 더 많은 것을 얻을 수 있다.…"

2. 스케줄

   훈련 빈도는 주당 3~4차례로 조절하라. 옵션은 다음과 같다.

월	화	수	목	금	토	일
x		x		x		
x	x		x	x		

   만약 더 이상 필요하지 않다면 헤일로과 힙 브릿지는 하지 않아도 된다. 만약 고관절을 자유롭게 움직일 수 있다면, 프라잉 가블릿 스쿼트 세트는 1세트로 줄이고 남은 2세트는 좀 더 무거운 케틀벨로 하거나 또는 프라잉을 적용하지 않은 바닥 위치에서 정지를 하는 스쿼트로 바꾼다. 프라잉을 하지 않는 가블릿 스쿼트 중량은 원암 스윙에 사용하는 중량과 일치시키는 것을 목표로 하라.

3. 시간제한 테스트를 위한 훈련

   금요일에는 가벼운 케틀벨로 훈련한다. 'S-'(원암 스윙)와 'G-' 중량을 사용한다. 대략 80%의 노력으로 스윙한다. 토크 테스트로 결정된 것보다 적은 휴식을 취한다. 적어도 몇 차례 정도는 타이머를 사용해본다.

어떤 상황에서도 다음과 같은 일은 하면 안 된다.

✓ 스윙을 할 때 스피드 또는 파워를 줄이는 것

✓ 기술에 대해 타협을 하는 것

✓ 운동 중 또는 휴식 중 호흡을 조절하지 않고 헐떡이는 것

✓ 세트 수행 시 호흡 패턴을 변경하는 것

휴식 시간은 적절하게 조정한다.

중간 정도의 노력을 기울이는 주와 강한 노력을 기울이는 주를 격주로 배치한다. 세트 사이의 휴식을 더 짧게 하거나 길게 하는 주를 격주로 배치한다. 이러한 배치 방식은 디로딩을 하는 주간이나 단순히 너무 힘든 한 주를 보냈을 때는 건너뛴다.

이러한 유형의 훈련은 타임리스 심플에 도달하기까지 사용했던 비특정적인 '충격' 훈련을 대체하는 방법이다.

4. 디로딩

   디로딩을 적용한다. 다음과 같은 상황이 벌어지면, 몇 주 정도 한두 개 정의 케틀벨 사이즈를 낮춘 후 다시 중량을 높여나간다.

   - 훈련 발달 진행이 멈춤
   - S&S를 쉬는 기간이 생김
   - 육체적, 정신적, 또는 감정적 스트레스에 짓눌려 있음

5. 강해질 때까지 반복한다.

심플 목표	여성	남성
5분 안에 10회 반복 세트로 원암 스윙 100회(양팔 합산)	24kg	32kg
스윙을 마치고 1분 뒤, 겟업을 10분 안에 한 팔당 5회 (1세트당 1회 반복)	16kg	32kg

시니스터 목표	여성	남성
5분 안에 10회 반복 세트로 원암 스윙 100회(양팔 합산)	32kg	48kg
스윙을 마치고 1분 뒤, 겟업을 10분 안에 한 팔당 5회 (1세트당 1회 반복)	24kg	48kg

시니스터를 향해 그리고 그 넘어

철의 발견은 인류에게 비극을 가져다주었다.

– 헤로도토스

끈기 있게 구축한 타임리스 심플의 기반을 가지고 있고 이 책에서 알려주는 지도 사항들을 충실히 따른다면 시간제한이 있는 심플 목표에 빠르게 도달할 수 있을 것이다.

심플이 많은 여성들과 남성들에게 가치 있으면서도 현실적인 업적이라면 시니스터는 정말 소수의 사람들만이 도달할 수 있는 업적이다. 모든 이들이 시니스터를 달성하는 자랑스러운 권리를 행사할 수 있는 것은 아니다. 다행히도 대부분의 사람들의 삶에서는 시니스터 수준의 스트렝스와 컨디셔닝이 요구되지 않는다.

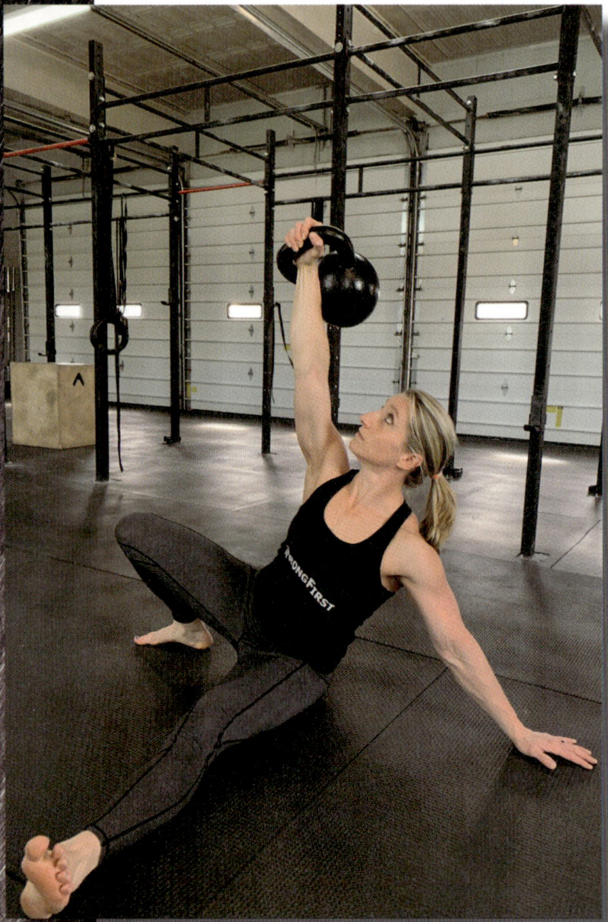

심플이 많은 여성들과 남성들에게 가치 있으면서도 현실적인 업적이라면 시니스터는 정말 소수의 사람들만이 도달할 수 있는 업적이다.

스트롱퍼스트 엘리트인 레이시 브란츠Lacie Brandts는 심플에서 시니스터로 가는 동안 다음과 같은 몇 가지 예상치 못한 결과를 경험하였다.

- 데드리프트 개인기록이 275파운드에서 300파운드로 높아졌다.
- 원암 밀리터리 프레스 기록이 양팔 모두 20kg에서 24kg으로 늘었다.
- 체중 풀업 기록이 6개에서 10개로 늘었다.
- 중량 풀업 기록이 8kg에서 14kg로 늘었다.

시니스터를 달성하는 것이 이 책의 목표는 아니다. 이는 선택받은 소수의 사람들이 달성할 수 있는 도전이다. 만약 이 험난한 산을 오르겠다고 결심하였다면 목적지로 향할 수 있는 길은 세 가지가 있다.

하나: 심플에 도달하기 위한 지침을 꾸준히 따른다.

둘: 케틀벨 기술을 심화시키고 확장시키는 시간을 가진다. 가장 좋은 방법은 정신적으로나 육체적으로나 부담이 큰 SFG 케틀벨 지도자 자격증을 위해 훈련하는 것이다.

스내치 밀리터리 프레스 그리고 더블 케틀벨 클린과 스쿼트 기술을 마스터한다. 그러고 난 뒤 이러한 움직임에서 강해진다. 마지막으로 다시 시니스터 과제로 돌아간다.

스윙과 겟업에 다시 초점을 맞추면 새로운 기술들과 스트렝스는 퍼포먼스를 한 단계 더 훌쩍 도약시킬 수 있다는 것을 알게 될 것이다.

셋: 바벨 스트렝스로 우회로를 만든다. 적절한 데드리프트, 밀리터리 프레스 및 저쳐 혹은 프런트 스쿼트를 구축한다. 500파운드를 들어올리게 되면 106파운드 중량인 비스트 사이즈 케틀벨을 가지고 놀게 될 것이다.

두 번째 또는 세 번째 옵션을 위해 1~2년을 할애했다면 다시 복수심을 가득 채우고 스윙과 겟업으로 돌아와 Strong Endurance™ 및 Plan Strong과 같은 보다 정교한 프로그래밍을 사용해보라. 이는 덜 심플하고 더 시니스터하다.

그렇다면 심플에서 멈추고 시니스터를 쫓지 않기로 결정한다면 어떻게 해야 하는가?

심플을 일단 소유하게 되면, 주당 2차례의 토크 테스트 기반 S&S 세션들과 가끔 3주간의 정점을 찍는 시간을 통해 열심히, 그리고 오랫동안 노력해 노날한 성과들을 쉽게 유시할 수 있을 것이나. 내부분의 사람들이 섭근하지 못할 수준의 토털 피트니스 수준을 유지할 수 있다는 데 만족하라. 그것도 최소한의 시간 투자로.

그리고 위와 같은 방식으로 달성한 심플의 성과를 유지하고 다른 스트렝스 목표들을 탐색하도록 하라. 스트롱퍼스트는 스트렝스와 탁월함을 위한 세 가지 길을 제공한다. 케틀벨, 바벨, 그리고 보디웨이트. 우리의 웹사이트를 검색해보면, 당신은 이 중 하나 또는 여러 조합에서 도전적이고 보람 있는 많은 길을 찾을 수 있을 것이다.

파워 투 유!

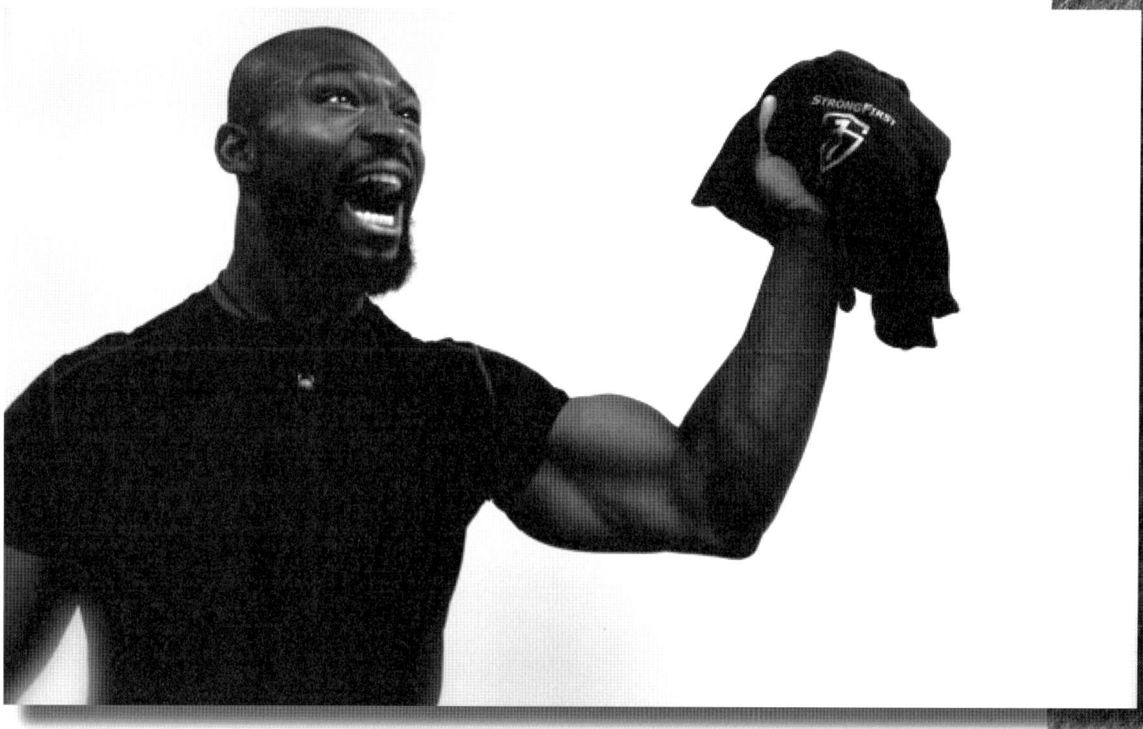

유진 크바르텡Eugene Kvarteng, SFG 지도자 자격증 취득에 환호하고 있다.

강해질 때까지 반복하라.

감사의 글

개정판에 대한 소중한 의견과 제안에 대해 다음과 같은 신사 숙녀 여러분께 감사를 드립니다.

안나 캐닝턴Anna Cannington, 알 참파Al Ciampa, 존 잉검Jon Engum, 브렛 존스Brett Jones, 로넨 카츠Ronen Katz, 크레이그 마커Craig Marker, 알렉세이 세나르트Alexey Senart, 파비오 조닌Fabio Zonin.

파벨 마첵Pavel Macek에게 특별한 감사를 표합니다.

그리고 이 책의 초판에 도움을 주신 분들께 감사를 표합니다.

Michael Castrogiovanni, Andrea Chang, Ron Farrington, Steve Freides, Eric Frohardt, Dr. Kristann Heinz, Dan John, Rob Lawrence, Jeremy Layport, Geoff Neupert, Mark Reifkind, Alexey Senart, Nikki Shlosser, Mark Toomey, Chad Waterbury, David Whitley, Fabio Zonin, 그리고 익명으로 도움을 주신 많은 신사들.

브랜든 헤츨러Brandon Hetzler에게 특별한 감사를 표합니다

책에 실린 사진의 출처:

A kettlebell at a military base: Courtesy of Lt. Col. Minter B. Ralston IV, USMC
Carl Agnelli: Courtesy of Carl Agnelli
Kettlebells down range: Courtesy of U.S. military operator, name withheld
Tommy Blom: Courtesy of Tommy Blom
Asha Wagner: Courtesy of Asha Wagner
Mira Kwon Gracia: Courtesy of Mira Kwon Gracia
Noah Maxwell: Courtesy of Noah Maxwell
Anna Cannington: Courtesy of Anna Cannington
Cornell Ward and Gaius Ebratt: Courtesy of Steve Milles, Five Points Academy, NYC
Prof. Stuart McGill with the author: Courtesy of Stuart McGill
Cornell Ward: Courtesy of Steve Milles, Five Points Academy, NYC
Collecting swing data: Courtesy of Prof. Stuart McGill's Spine Biomechanics Lab, University of Waterloo, Canada
Gray Cook: Courtesy of Gray Cook
Pavel Macek: Justyna Macková
Mark Toomey: Courtesy of Mark Toomey
Pavel Macek driving home "breathing behind the shield": Alžběta Tušková
Steve Baccari and his notes: Courtesy of Steve Baccari

F-16: Tom Buysse/Shutterstock.com
Justyna Macková: Iva Krochotová
Roxanne Myers: Courtesy of Roxanne Myers
Raye Johnston: Courtesy of Raye Johnston
John Faas: Courtesy of the Faas family
Tracy Reifkind: Courtesy of Tracy Reifkind
Bud Jeffries: Courtesy of Bud Jeffries
After 2,001 swings: Courtesy of Brandon Hetzler
Nicole Davis: Courtesy of Nicole Davis
Michael Castrogiovanni: Courtesy of Michael Castrogiovanni
Rachel Darvas with wolves: Courtesy of Veresegyház Bear and Wolf Sanctuary/Pitshop Photo
Rachel Darvas: Courtesy of Peter Lakatos
Mark Reifkind: Courtesy of Mark Reifkind
Michael Yilek: Courtesy of Michael Yilek
Brian Myers: Courtesy of Brian Myers
John Saxon: Pavel Tsatsouline
Gary and Reneta Music: Courtesy of Gary and Reneta Music
The author doing swings on a force plate: Courtesy of Brandon Hetzler
Jon Engum: Courtesy of Jon Engum
Ron Farrington: Courtesy of Ron Farrington
The author training Hungarian counter-terrorist operators: Courtesy of TEK and Peter Lakatos
Hyun Jin: Courtesy of Hyun Jin
Ronen Katz: Courtesy of Ronen Katz
Eric Frohardt: Courtesy of Eric Frohardt
Lacie Brandts: Courtesy of Lacie Brandts
Eugene Kwarteng: Andrea Chang

또 다른 출처:

"The swing—a fat-burning athlete-builder": by Dan John
"Flip the crazy switch": by David Whitley

초소형 체육관으로 최상의 결과를 도출하라.

무술이나 요가 기술처럼, 케틀벨 기술에도 심오함이 있다.

복싱 초보자의 스트레이트 펀치와 프로의 임팩트는 차이가 심하다. 요가 초심자와 요가 마스터가 하는 가장 기본적인 아사나의 건강상의 이점도 마찬가지이다. 그리고 러시안 케틀벨이 선사하는 파워, 컨디셔닝, 신체를 재구성하는 효과도 마찬가지이다.

전문가로부터 케틀벨 기술을 배워 케틀벨 심플 & 시니스터의 장점을 최대한 활용하라.

집에서 혼자 연습하는 것을 선호하든, 일대일 레슨에서 연습하든, 그룹 수업에서 연습하는 것을 선호하든, 우리는 당신을 지원할 것이다. 원하는 사항을 선택하라.

✓ 비디오 레슨	strongfirst.com/kettlebell-online-course/
✓ 당신이 있는 지역에서 원데이 라이브 워크숍 목록	strongfirst.com/courses/kettlebell-course/
✓ 개인 혹은 그룹 레슨을 위한 강사 목록	strongfirst.com/gyms/ or strongfirst.com/instructors/

StrongFirst 온라인 커뮤니티

- 서로가 더 강해지도록 돕는 훌륭한 공동체이다.

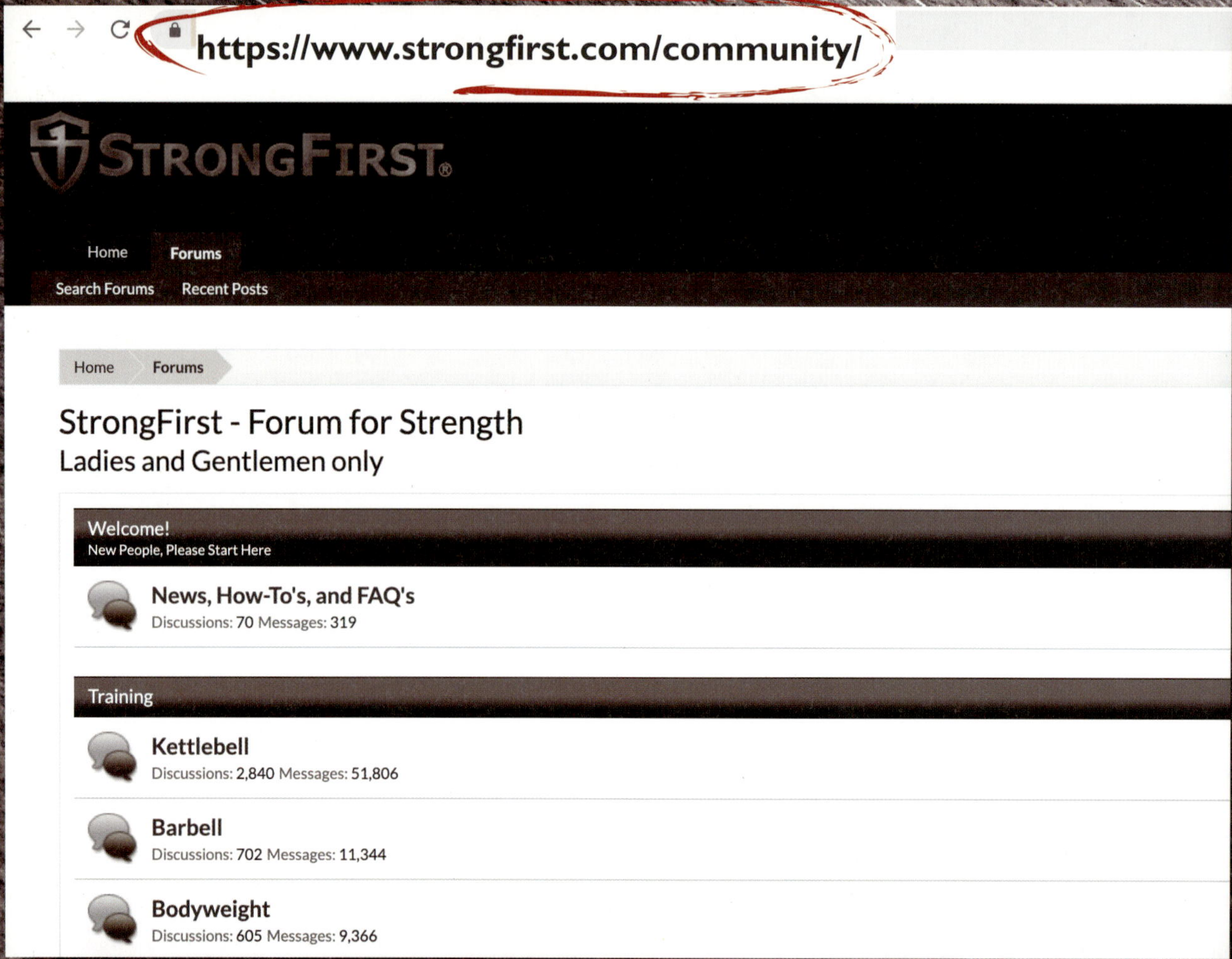

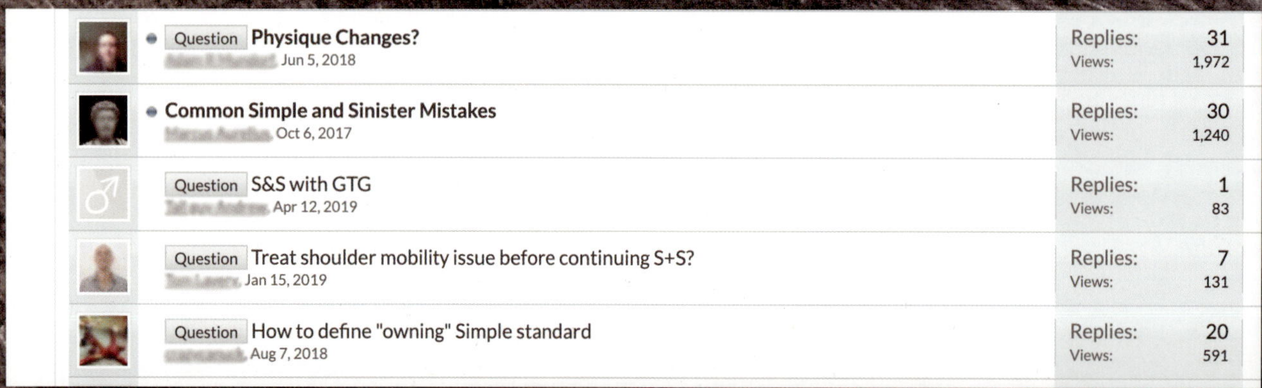

감수자 약력

김재걸

- KSCPA 협회장
- MADMAX 대표
- WESTSIDE BARBELL Special Strength Coach
- CSCS, SFG 2

역자 약력

이준영

- SFG 팀 리더
- 비스트테이머
- 시니스터
- 대구 풀그립짐 대표

차민기

- 한의사
- 한국체육대학원 스포츠의학 박사과정
- FMS lv2, SFMA lv2
- TPI medical 2
- NASM CES/PES

최현진

- Powerzone HJ Strength & Conditioning 대표
- 스트롱퍼스트 팀 리더StrongFirst Team Leader
- 스트롱퍼스트 엘리트StrongFirst Elite 지도자
- 아시아 최초 아이언 메이든 및 시니스터 달성
- 대표 역서: 『이지 스트렝스』, 『데드리프트 다이너마이트』, 『퀵 앤 데드』, 『하드스타일 앱스』, 『파워 투 더 피플 프로페셔널』 등

황현지

- DNS 요가코리아 대표(DNS 코스 공식 호스트)
- 포레스트 요가 공인지도자
- 요가툰업 지도자
- 바시 필라테스 지도자BASI Pilates Instructor
- WESTSIDE BARBELL PT&Athletic Coach

- 번역: 『케틀벨 심플 앤 시니스터』, 『롤모델』, 『NSCA 퍼스널 트레이닝의 정수』(제2판), 『어드밴시스 인 펑셔널 트레이닝』, 『움직임을 위한 가이드』, 『무브 유어 DNA』, 『트레이닝 혁명』 등

- 통역: DNS 요가 코스, DNS 펠빅플로어 코스, DNS 엑서사이즈 코스, DNS 무브먼트 플로우 코스, StrongFirst 케틀벨 코스, StrongFirst 바벨 코스, StrongFirst 보디웨이트 코스, FlexibleSteel 코스, FlexibleSteel 인디어 클럽 코스, Prehab-Rehab 101 코스, FR 코스 상지 & 하지, FRC 코스, BASI 필라테스 지도자 코스, BASI 필라테스 워크샵 외 다수의 트레이닝 세미나 통역

Published by StrongFirst, Inc.
Reno, NV 89521, USA
www.StrongFirst.com

개정증보판

케틀벨 심플 & 시니스터

Kettlebell Simple & Sinister

1판 1쇄 펴냄: 2022년 3월 7일

지은이: 파벨 차졸린
감　수: 김재걸
옮긴이: 이준영, 차민기, 최현진, 황현지
펴낸이: 권오현
펴낸곳: 대성의학사

출판등록 2009년 6월 22일(제301-2013-095호)
서울특별시 중구 을지로 126-1 (을지로3가, 3층)
전화 02)2279-3444 / 팩스 02)2285-0108
Homepage www.medibook.co.kr

값 25,000원

ISBN 979-11-90868-19-8(13690)